醫道

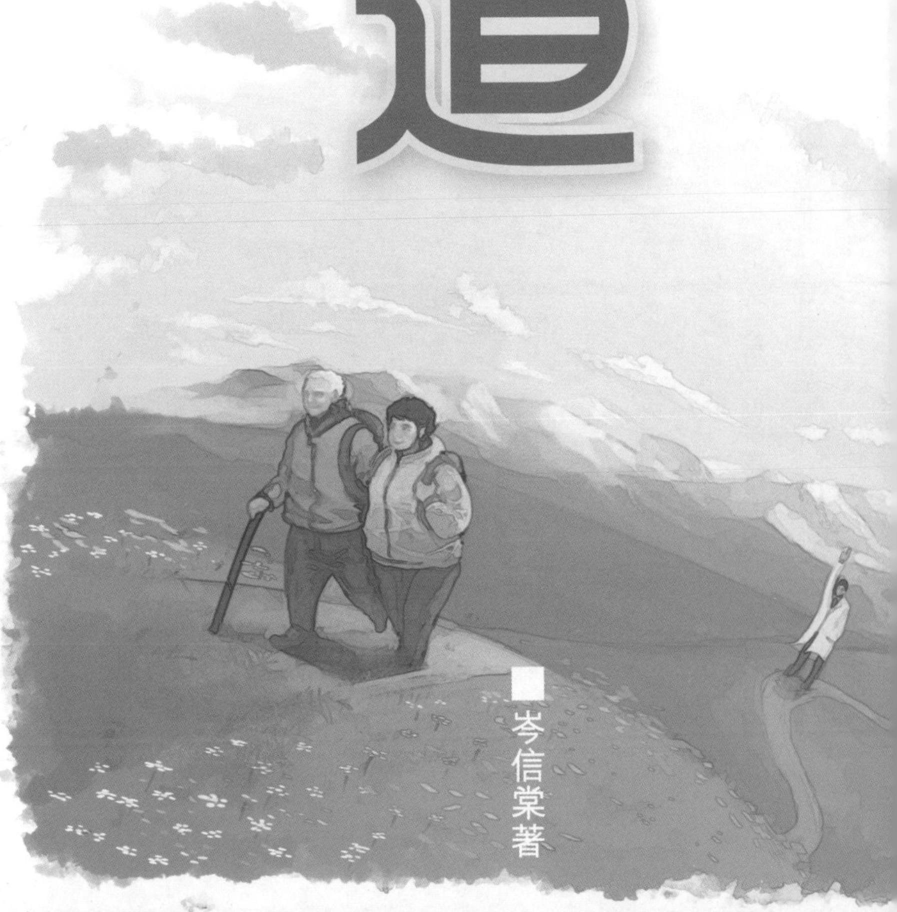

岑信棠著

自序

我曾經撰寫有關腫瘤科的國際文獻超過二百多篇，但執筆撰寫有關病人的故事則是平生第一次，在完成第一篇的文章後，我的興趣漸漸提升。自從「醫道」這個專欄開始以後，我更加努力嘗試代入他們的世界，去感應他們的感受，因此我會更加留意他們的每一句說話、每一個眼神及每一個行為，亦令我比以前更加用心去發掘隱藏於這些訊號背後的意義。當日子久了，我發覺每位病人在面對癌症時，很多時會表現出很堅強的意志及毅力，我們應該更懂得欣賞他們所表現的無比勇氣。事實上，不少病人及其親友，往往在患病後，

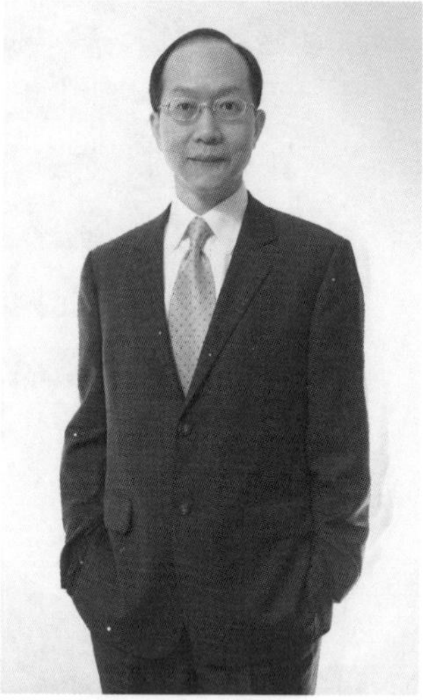

臨床腫瘤科專科醫生
岑信棠醫生

才發現生命中很多被忽略了的人和事。自從「醫道」專欄面世以來，我收到很多病人及朋友的支持，他們均認為這類故事很多時都可對病人有鼓勵作用，對沒有患病的人來說，亦可令他們重新思考一下人生的意義。

今次能夠有幸執筆寫書，是因緣際會與東周刊主篇熟稔，大家相談後，亦覺得應讓多些人知道有關腫瘤病人的故事，所以便一拍即合，開始了這段奇妙的過程。而這些故事中充滿着很多悲歡離合、喜怒哀樂以及面對癌症的種種挑戰，除了故事之外，我在文章中亦加入了一些有關癌症的實用及最新資料，希望讓廣大讀者能增加對癌症的認知，亦期望透過故事內主角們的分享，令讀者可以由淺入深的認識每種癌症，以及應對它們的方法。

我亦期望各醫學界同業，能夠多些分享他們的故事及資訊，通過接觸病人令我深深感受到，生命有限，但希望是無限，做人只要樂觀正面，總能夠在困境中發掘到很多有意義的事。一些故事的主人翁成功地戰勝了癌症，就是未能完全戰勝的，相對其他重病的患者也有一些得着。例如部份中風或心臟病的患者，可能會突然無聲無息地離開了塵世，往往令他們留下很多在人間未了的心願，相對來說，癌症總會給患者及其家人一個預警，令他們可以重新安排生活，去完成一生所想，就是要離去，也不會將遺憾帶走。

序二

在很多年前，我的一位好友被診斷出患上了癌症，當我得悉這個消息後，我感到非常震驚，腦內不斷縈繞着一個問題：「我的好友很年輕，為何會患上癌症？」雖然好友一直很勇敢地面對，但我卻好像甚麼也幫不上忙；在與好友一起面對癌症的期間，我看到其他癌症病人面上所浮現的驚慌和孤獨，使我心裏更加難受！在那一刻我突然明白到，癌症病人在接受治療的同時，是需要更多的關懷及支持，才能令他們更堅定地對抗癌症。

1987年，在幾位朋友的幫助下，香港癌症基金會（以下簡稱基金會）正式成立了。剛開始的時候，只是一個規模較小的病人支援組織，主要的工作是為癌症病人，提供支援性的服務，使他們生活得舒適些。20年過去了，基金會已發展成為香港舉足輕重的癌症病人支援組織，多得社會各階層的慷慨解囊，使我們能為癌症病人提供多元化及免費的支援服務，以提升他們的生活質素，令面對癌症再不是孤軍作戰。

當我還在做義務工作的時候，一次偶然的機會下，我認識了岑信棠醫生，那時候他正協助我們在瑪麗醫院籌辦香港首個癌症病人資源中心，岑信棠醫生對癌症病人的正面態度，以及無私的付出，令我留下了極深的印象！他絕對清楚知道除了使用藥物治療外，如何能體恤及協助癌症病人及其家人，共同面對及對抗癌症。

自基金會成立以來，岑信棠醫生一直以他無限的熱誠去支持我們，特別是基金會的癌協服務中心——全港首個位於醫院以外的癌症病人支援中心；再加上社會上其他人士，以及岑醫生無私的、專業的奉獻，使基金會得以茁壯成長，發展廣泛的支援網絡。對於很多人來說，當癌症侵犯自己或身邊的親友時，心裏必定感到很難過，甚至會誘發恐懼、焦慮，以及迷惘，嚴重影響癌症病人及他們身邊的親友；事實上，我們可以從意志、身體及心靈上著手，令他們的生活好過一點。

由岑信棠醫生執筆的《醫道》一書中，我們可以看到很多令人振奮及有深刻見解的題目，而每個題目都帶出不同癌症病人如何面對癌症的真實故事；希望從這些故事分享中，能使癌症病人重拾希望及信心，鼓勵他們找出自己的抗癌之路；而岑醫生亦深入淺出地介紹很多有關癌症的實用資訊，使我們能認識多些癌症，有助提升大家的防癌意識。

序三

岑信棠醫生在過往近30年的行醫生涯中，除了醫療服務以外，他堅信協助病友積極面對疾病而好好生活，是一個很重要的課題，所以他不斷推動病友間的互助和有關服務。在1991年，我進行了首個香港病人自助協會的研究，岑醫生協助找出16個由香港大學教授鼓勵下成立的病人互助組織，及後這些組織聯合起來組成「病人互助組織聯盟」，分享經驗。當時較有規模的癌症病人互助組織包括新域會、新聲會和造口人協會。1994年，瑪麗醫院得到香港癌症基金會主席羅莎莉太太的贊助，成立了首個醫院內為癌症病人提供社會心理支援服務中心，目的是為病友們提供治療以外的服務，使癌症病友能得到更全面的照顧。

很多朋友會問，岑醫生如何面對及承受每天收到病人的「壞」消息呢？岑醫生認為自己可以在病人最困難的時間與他們同行而感到自豪。他並發現大多數癌症病人並不脆弱，而他們在面對癌症時，忐忑的心情往往可以快速地回復，亦很懂得去處理患癌後的得失；最令人驚訝的是，他們在患癌後所發揮的創意，能將每一天的生活設計得充實和有意義！他們的生命力，深深地感動了岑醫生！於是，岑醫生決定將這些感人的故事輯錄成此書《醫道》，希望與大眾分享。

甚麼是生命的喜悅？現今都市人的生活壓力巨大，精力會被工作及日常種種瑣事耗盡。尤其在金融海嘯後，大家很擔心自己的財產、金錢及未來；但看完岑醫生的《醫道》後，見到書中的主角在面對生死疾病時所表現出的堅毅、勇氣以及正面的行為氣道，你或會發現困擾着自己的問題，比起癌症患者所面對的挑戰，只是微不足道。如果你能從《醫道》中發掘到生命的智慧或找回一些被遺忘的人和事，恭喜你，因為你已找到你生命中的喜悅！

香港大學社會工作及社會行政學系　陳麗雲教授

目錄

杏林養生

愛在人間

活出精彩

豁達圓融

杏林養生。

癌從口入？

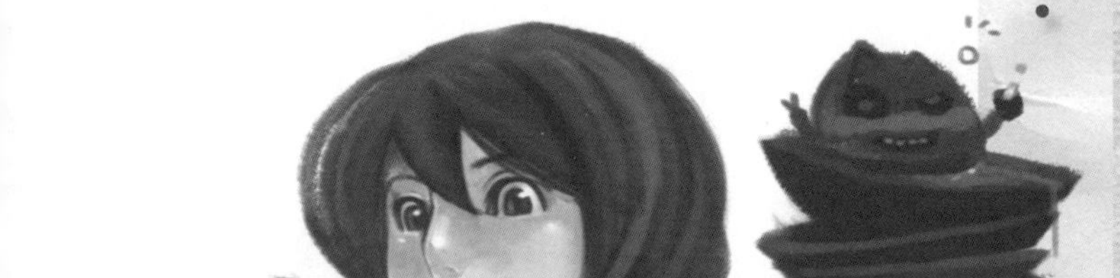

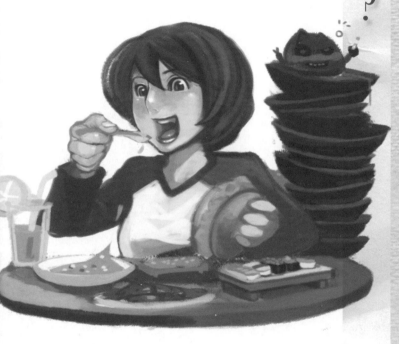

田偉明是一位成功商人，雖然只是四十歲出頭，但已有逾億的生意在中港兩地，我在一次朋友聚會中認識了他，但只算是點頭之交，其後幾年也沒有再聯絡。

一天，我回到醫務所時，見到偉明正在候診室，本想跟他打招呼時，心裏同時想到：「不妙了，偉明的身體不知是出現了甚麼問題？」

「岑醫生，想不到我們要在這裏再見面。」偉明一臉無奈地說道。原來兩個月前，偉明發現他的大便帶血，且排便習慣突然改變。想起自己曾有腸瘜肉的問題，於是便立即到醫生處進行檢查，結果證實患上了腸癌。

細問偉明的飲食習慣下，發現他是一個無肉不歡的人，食物要帶「肥」才肯入口。肥叉燒、北京填鴨、東坡肉及肥豬腸等更是他的至愛，每星期也要吃幾趟才開心。加上平時業務繁忙、缺少運動，在內地應酬時難免又煙又酒，這些不健康的生活習慣，似乎早已埋了伏線，引發偉明患上腸癌。

其實俗語有云：「病從口入」，確有其精闢之處。我們常常在傳媒中聽到甚麼致癌食物，就正正說明了癌症與食物的緊密關係。

攝取過量動物脂肪，目前醫學界已知會增加患腸癌、乳癌、前列腺癌及胰臟癌的機會。燒烤時，肉類脂肪與炭火產生化學作用，而形成致癌物質，因此進食前最好先把燒焦的部份去掉。

其次是經過發霉的五穀類、玉米、花生和豆類等，因發霉過程而產生致癌毒素，並不會被一般清洗或烹煮清除，而會容易引發肝癌，應盡量少吃此等發霉五穀為妙。

中國人喜歡吃的鹹魚、醃漬醬菜和罐頭食物，也屬高危食物。此外，許多加添了防腐劑及添加劑的食物，在製作過程中都可能加入了亞硝酸鹽，以增加保存食物的期限及賣相。亞硝酸鹽進入人體後容易被轉化為致癌物質，繼而引發胃癌。

此外，現時醫學界亦已證實煙酒過多、吃檳榔等會增加患上肺癌、食道癌、口腔癌及肝癌的機會。

事實上，現時癌症的病發率在富裕國家不斷攀升，主要原因也與飲食習慣有相當密切的關係，因此有些癌症如腸癌、前列腺癌及乳癌等，被稱為「富貴癌」。癌症常被說成好像防不勝防，但其實奉行健康的飲成習慣，包括多菜少肉，遠離致癌食物，我們每個人也可以容易做得到！很多病人如偉明到了患病時才感到後悔，其實預防勝於治療的道理，大家也懂，但最重要的是在日常生活中把注重飲食健康變為習慣，才算是真的防患未然！

隱形病人

大家有否嘗試過，為了不想令自己疼愛的人擔心，你採取了隱瞞的策略，把事實的真相埋藏起來？何太太的仔女，便是選擇了隱瞞母親患癌的事實……

何太太已70歲，5個子女已長大成人，他們同樣地對母親甚為孝順，更不時召開家庭會議，一起商量處理家中的各樣事情。何太太看見子女們相處融洽，也感到老懷安慰。

近月，何太太發覺大便帶血，但又沒有感到其他不舒服，於是便與許多長者一般，以為自己只是「熱氣」而已，便自行煲了涼茶來喝。如是者過了幾星期，剛巧碰到子女們一起回來吃晚飯，在閒話家常期間，何太太把這情況告訴了子女。起初大家也不以為然，直到這星期何太太常感到暈眩及疲累，便着細女兒陪她看醫生後，才發現是患了貧血。當醫生知道何太太近月的大便經常出血，感到情況並非簡單，便請她接受大便隱血測試、大腸鏡及正電子掃描等檢驗，結果發現，何太太已患上了腸癌四期，腫瘤已擴散到肺及肝，也因為大便常出血，而導致她貧血。

細女兒知道後，即時反應是懇求醫生不要把病情告知母親，恐怕她會接受不了這打擊。她更立刻召開了一個緊急家庭會議，與兄姊們商討母親的治療方案。哥哥說：「我認為要找多幾個醫生，確定母親的病情，再作打算。」姊姊說：「但我們應否把情況告知母親？」後來經過一番

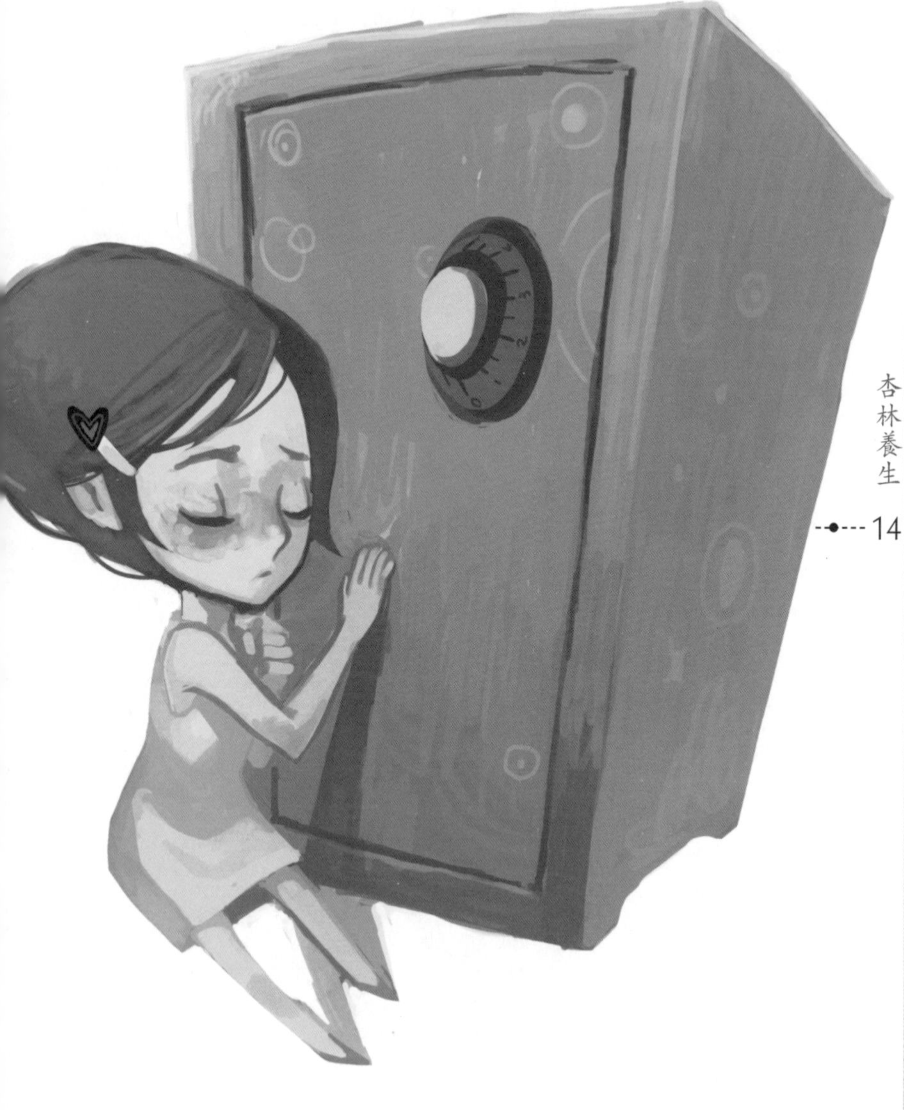

激烈討論後，大家一致決定靜悄悄地拿着母親的化驗報告遍尋名醫確診，另一方面則假裝若無其事，實行當母親為「隱形病人」，還不時請其他親友伴她逛街，以免「打草驚蛇」！

再過了個多月，諮詢過五、六位專科醫生後，何太太的子女，最後也只好無奈地接受母親患癌的事實。他們可能不知道，這已可能延誤了何太太及早治療的黃金時間。儘管母親病情嚴重，需要盡快接受化療，子女們仍然堅持不要讓她知道真相，一方面哄她說只是一般貧血而已，一方面繼續要求醫生不要直接告知母親她的病情。最後，何太太的病情急轉直下，在數星期內身體狀況已大大衰退，由於她不知道自己的病情有多嚴重，來不及交待身後事，便與世長辭。

事實上，在亞洲不少國家，包括日本、台灣，不讓患癌的親屬知道真相，似乎已成為了一種不成文的「文化」。當然，大家的動機也是出於好意，怕當事人接受不了打擊，或認為患者並沒有決擇最佳的治療方案的能力。誠然，我們並不能單純以「對」或「錯」來評論此做法，且也視乎溝通「壞消息」的技巧及其他相關因素，如病情的嚴重性。但為患者選擇時，我們可否也先想想，被隱瞞的親人是否寧願知道自己的病情，可選擇積極治療的機會得以延長生命，在有限的生命裏完成自己未完的心願，還是在面對臨終時，也不能掌握自己的生命？

與吸煙無關的女性肺腺癌

丈夫Rex與妻子Winnie吃過晚飯後，一起坐在客廳中享受寧靜的二人世界，Rex一邊吃着Winnie切的生果，一邊揭着報紙閱讀。

一則有趣的新聞吸引了Rex的視線。「Winnie，你看，這篇報道多有趣！文中講述本港市面上已推出印有『肺癌X光片』警告圖像的煙包，呼籲煙民要三思才好吸煙。但其實香港已遲了一步，原來內地有些熱門的香煙品牌已率先印有類似警告，還覆蓋煙包面積一半以上，好不『嚇人』呢！」

Winnie微笑回答說：「是呀，我今天也有留意這則新聞，聽說類似的『嚇人』警告將陸續有來，例如有『腐爛腳踝』和『骷髏骨煙民』等，正準備推出市面，真是有趣！」

Rex與Winnie兩夫婦也是從事廣告設計行業，喜歡討論一些「有看頭」的宣傳手法，增加靈感。Winnie還笑說如果有一種肺癌不吸煙也會患上，除了煙包外，不知應放在那裏最能「嚇人」呢？

誰知道過了幾星期，Winnie開始覺得有點不妥。早上醒來時，好像總有幾聲咳嗽，而且痰中帶血絲。以往上班行上大斜路，也不感到有點甚麼，但近來卻好像感到有點吃力，甚至有喘氣、呼吸不順的情況。

Winnie想起她的叔叔患上肺癌時也有類似徵狀，但想到自己並不像叔叔般有吸煙的習慣，平時又注重健康，怎會有這樣不幸的事發生在自己身上呢？

再過了兩星期後，Winnie 覺得情況並沒有好轉，便開始着急起來。她向Rex講了自己「不尋常」的情況，Rex覺得怎樣也好，也要Winnie盡快進行檢查，以防萬一。

檢查報告出來了，結果證實Winnie的確患了常發於亞洲女性，與吸煙無關的肺腺癌。醫生向她解釋，這種肺腺癌與基因突變有關，在早期沒有明顯徵狀，而腫瘤通常生於肺部的周邊，腫瘤增大及擴散的速度比其他肺癌種類較慢。醫生還引述了香港大學早前進行的研究顯示，在1991至2000年間，原來肺腺癌共佔了本港女士的肺癌個案超過六成，但此肺癌卻較少為大眾認識，令許多女士來求診時已屬較晚期，錯過了早期治療的黃金時間。

幸好Winnie還算發現得早，腫瘤可以手術切除，再配合術後化療，腫瘤現在已受到控制。

Winnie康復後感覺好像在鬼門關前走了一趟。她深深覺得有必要提升女士們對肺腺癌的認識，使更多女性能在早期便發現此病。因此與Rex共同構思了一系列創意廣告，並計劃聯同一些本地婦女組織，在工餘時間以外，大力推動肺腺癌的教育。

眾裏尋「法」？

「姐姐，我看到網上說吃了這種藥，乳癌便不會再復發，不如我們明天到診所，問一問醫生可否替你處方這種藥吧！無論甚麼方法，只要可治好你的病，我們也要試一試。」

翌日，Michelle帶了一大疊網上資料，伴着患了早期乳癌的姊姊來到診症室，問醫生可否依照這些資料而給姐姐嘗試一種坊間流傳的成藥。

不少病人與家屬成員也會像Michelle一樣，得知自己或親人患上癌症後，也會焦急如焚，因此自然地會不斷搜羅各種治療的方法，包括透過網上的資料及坊間流傳的一些所謂治癌秘方，來詢問醫生的意見。其中有些聲稱可治癌的方法，更是匪夷所思，聞所未聞。

作為醫生，當然要明白病人及家屬的心情。他們帶來大疊的資料，無非也是希望從中找出一線生機。尤其是當病情開始惡化，病人及家屬也會着緊地找尋各種可行方法，盡「最後努力」。可是這往往為病人本身及家屬帶來不必要的心理負擔。由於現時資訊爆炸，網上的世界更是無涯，無止境地尋找各種療法，可能只會徒添壓力。

此外，他們往往缺乏充足的醫療知識及有關訓練，而不能正確地辨別那些治療方案才是可信或真正有效，因而浪費了不少心力。

這時候，醫生與病人及家屬的溝通便更加重要。首先，醫生要讓病人及家屬知道治療有所謂的標準療法，即醫學界治療癌症時採用的一線方法。一線治療通常經過大型及長期的臨床研究分析，才能確定此種療法對醫治某種癌症最為有效。倘若施行一線治療後仍不能把病治好，醫生才會考慮採用二線或三線以後的療法。

醫生詳細地向Michelle及患了乳癌的姊姊解釋，現時治療乳癌的一線方法是進行手術，把腫瘤切除。然後再取腋下部份淋巴化驗，以決定下一步的治療方案，包括化療、標靶療法、放射治療及荷爾蒙療法等。而她們網上所找到的另類療法，由於未經過系統化的臨床研究，因此不能確定其有效性，亦不建議她們亂作嘗試。

Michelle及姊姊聽了醫生的講解，明白到要有臨床的證據，才可確定療法是否真的有效。之後，她們再也沒有花大量時間不斷在網上找尋一些未經科學驗證的療法，兩姊妹的心情反而變得更加輕鬆。

Michelle的姊姊在進行手術後更專心積極的接受化療療程。現在的她，更能享受生活，不但在空餘時間做一些合適的運動強身健體，也會約朋友聚會，而不再像初患病時一般，焦慮的在無邊的網上世界找尋資料，加重無謂的心理壓力。

香港的驕傲(一)治「廣東瘤」首屈一指

黃先生是移居英國二十年的華僑，初時在彼邦「人生路不熟」，惟有與妻子共同努力創業。現在，總算捱過了艱苦歲月，夫婦倆更擁有自己的餐館及超級市場，生意頗具規模。黃先生五十歲出頭，但仍十分有事業心，積極與兩個兒子商討未來發展大計。他們共同看好飲食業的發展，計劃在明年初在英國開多間特色菜館，以fusion 菜譜作招徠。

黃先生及兒子在兩個月內已物色了多個舖位，並找來了名設計師負責舖面裝飾。距離新年還有幾天時間，黃先生也絕不鬆懈，親自督導裝修工程。不知是否連日來在嘈吵的裝修環境中，黃先生覺得這幾天的聽力好像有點不對勁，特別是左邊的耳朵，好像聽東西不太清楚。由於開舖的吉日已迫在眉睫，黃先生並沒有多加理會耳朵的問題，只顧籌備開張事宜，也沒有把此情況告知妻子和兒子。

餐館開張後，生意十分好。不知不覺，已過了約三個月的時間，黃先生的商業頭腦停不下來，又再構思着推出新的菜式。可是，黃先生除了未解決的左耳問題，近來更出現左面面部麻痹的情況，令他開始擔心起來，聽朋友説，這更可能是輕微中風的先兆，建議他盡快看醫生，否則後果嚴重。

黃先生被朋友的話嚇了一跳，一時間不知所措，於是便立即去看醫生。醫生檢查後，説是與一般耳疾和牙患有關，只是開了些藥給他。黃先生及家人聽後，即時放下了心頭大石，由於業務繁忙，黃先生服藥後情況雖沒有大改善，但他很快又再次埋首工作。

如是者又過了幾個月，黃先生的病徵接踵而來，除了是先前左耳聽力不佳及左面面部麻痺外，他發現頸部的淋巴好像脹了起來，且有帶血的分泌物在鼻腔倒流。他再看醫生，經過多番檢查後，醫生懷疑黃先生可能是患了鼻咽癌，但由於在英國病例不多，因此仍不能百分百肯定他的病情，安排做電腦掃描及轉介至專科醫生，但竟需時數個星期。

黃太得悉後，終日擔心得不能安睡。大兒子想起香港有一位醫生朋友，諮詢他的意見後，才知道原來香港治療鼻咽癌是全世界首屈一指的，因為華人鼻咽癌的發病率較其他種族為高，因此鼻咽癌又稱為「廣東瘤」，而香港也累積了豐富治療鼻咽癌的經驗，所發布的醫療學術研究報告更是其他地區的重要參考資料。事不宜遲，大兒子先以電話安排好看醫生及檢驗的各種事宜，一家人便立即回港看醫生，由診斷以至檢驗，包括內窺鏡檢驗、活組織檢查、病理化驗及磁力共振掃描，不消一兩天，已很快有結果，效率相當高。可惜之前由於延醫治理，結果顯示黃先生是患上了晚期鼻咽癌，醫生建議黃先生立即進行化療。

由於不想老爸獨自留港，一家人便決定輪流陪伴黃先生接受治療。幸而，經過醫生4個多月的悉心治療及家人支持，黃先生的腫瘤能夠完全消退，後來更可返回英國繼續打理餐館業務，每年回港兩至三次覆診。

原來，香港不但是一塊福地，還是著名的醫學之都呢！

香港的驕傲(二)治膽管癌香港有辦法

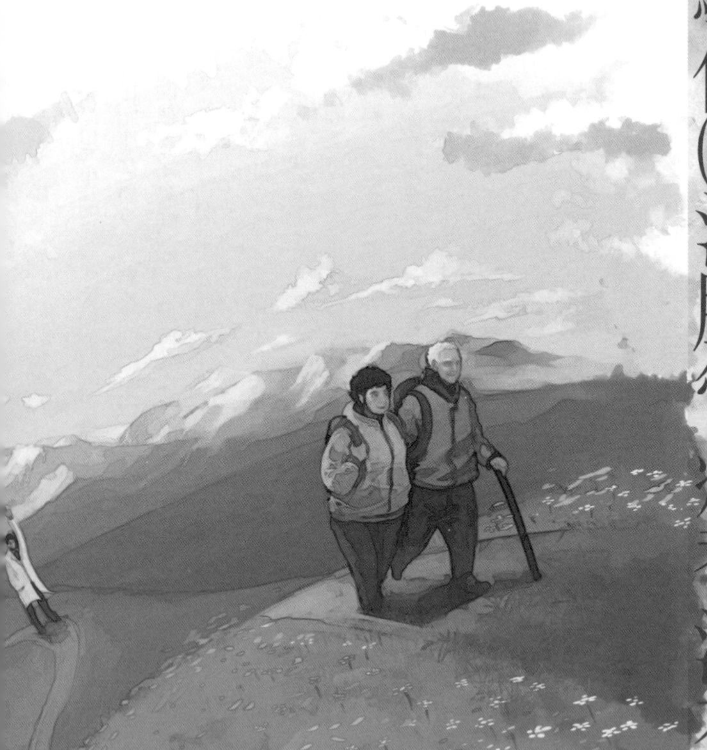

朋友Paul 是英國人，他年輕時在香港工作時，邂逅了現在的太太，展開了一段異地情緣。後來太太跟隨他在英國定居，不久後更生了一個可愛的混血男孩Steve。

現在Paul已退休，與太太在環境優美的蘇格蘭定居，享受恬靜的生活，而Steve則被派駐香港，擔任跨國公司香港區高級行政人員，因此Paul與太太每隔一段時間便會回港探望兒子，順道與在港的親友聚會。

2006年農曆新年的數個月前，Steve已預先訂好遊艇，準備在年初二晚與親友一起為老爸的八十大壽開生日派對，同時在船上欣賞維多利亞港煙花。Paul 與太太知道兒子這麼有心思，感到十分開心，兩老已急不及待回港度新年。但不知為何，在出發回港前的個多月，Paul的皮膚、眼白及小便開始變黃，像是患了黃疸的徵狀，間中更有上腹脹痛的感覺。為了不想耽誤行程，太太立刻陪他看醫生，醫生解釋説黃疸是一種名為「膽紅素」代謝異常時所產生的現象，如出現肝臟毛病，包括甲、乙或丙型肝炎、藥物引起的肝炎、嚴重肝硬化，甚至是肝癌。其次是因膽結石、膽管腫瘤，或是胰臟腫瘤等令膽管阻塞，都會令膽紅素無法排出，引致黃疸。醫生初步懷疑Paul是患了癌症，且情況不太樂觀。

Steve得悉後十分着緊，立即陪伴父親回港看專科醫生。經詳細檢查後，證實Paul是患了膽管癌，幸好發現時腫瘤只長於左肝內的膽管，未轉移至淋巴或其他地方。醫生立刻為Paul做左肝切除。原來人體正常的肝只要餘下部份，也會自動復元及增生，以維持功能。手術十分成功，Paul也能趕及在新年前出院，與家人一起慶祝生日及欣賞煙花。

不過，原來膽管癌的復發率頗高，年多後，Paul在蘇格蘭又再出現上腹痛、胃口差的徵狀，是膽管癌復發的現象。由於膽管癌在英國較為罕見，治療的經驗較香港少，當地的醫生說：「你的病情已到了晚期，沒有甚麼治療的方法了……」。Steve聽後如熱鍋上的螞蟻，立刻以電話及電郵諮詢了年多前曾為父親進行手術的香港醫生。醫生向Steve說膽管癌對化療、標靶治療及放療的反應良好，給了Steve一線希望，他立刻放下所有工作，把老爸「遣返」香港治療。

醫生發現腫瘤在Paul的肝內淋巴位置復發，建議他首先接受化療及標靶治療，初步治療的反應良好，Paul的癌指標迅速回落，掃描顯示大部份癌細胞已消退，其後Paul再接受放射治療以增強療效，經過5個月的療程後，腫瘤已完全消退，Paul的康復進度理想，回到蘇格蘭後，又可再次繼續正常生活，與太太重拾行山的樂趣。

原來治膽管癌，還是香港有辦法。

香港的驕傲(三)永不放棄

七十多歲的趙婆婆，由爺爺那一輩開始，已住在邊境沙頭角。後來不少親友已移居至愛爾蘭，趙婆婆的幾名子女也在當地讀書，後來更成為專業人士。現在愛爾蘭那邊已有十多個孫兒，因此婆婆一有時間，便經常香港及愛爾蘭兩邊飛，探望親友及小孫兒。

趙婆婆十分疼愛孫兒，她每年假期也會逗留在愛爾蘭時間長一點，與孫兒們玩耍或逛公園。孫兒們每次見到婆婆來探他們也十分雀躍，因為知道婆婆一定會為他們帶來許多禮物和玩具。

去年的復活節，趙婆婆又到愛爾蘭探視孫兒，不知為何，過了幾星期後，她開始出現肚脹及氣喘的情況，起初以為只是水土不服，但不適的感覺持續，趙婆婆的女兒不敢怠慢，立刻帶母親看當地的醫生。醫生診斷之下，發覺趙婆婆的胸腔及腹部均積滿水，抽出胸水及腹水化驗後，發現有癌細胞，但轉介至多個醫生仍未能準確發現腫瘤的源頭。最後會見的醫生，更認為趙婆婆年紀大，治癒的機會渺茫，只建議她嘗試接受化療，看看可有幫助。

子女們得悉後，不甚認同當地醫生較為消極的態度，堅決要把母親的病治好。開過家庭會議後，大家決定要讓趙婆婆盡快回港接受診治。

回港後，醫生為趙婆婆進行了正電子掃描 (PET Scan)，發覺腫瘤已擴散至腹腔及盆腔，但沒

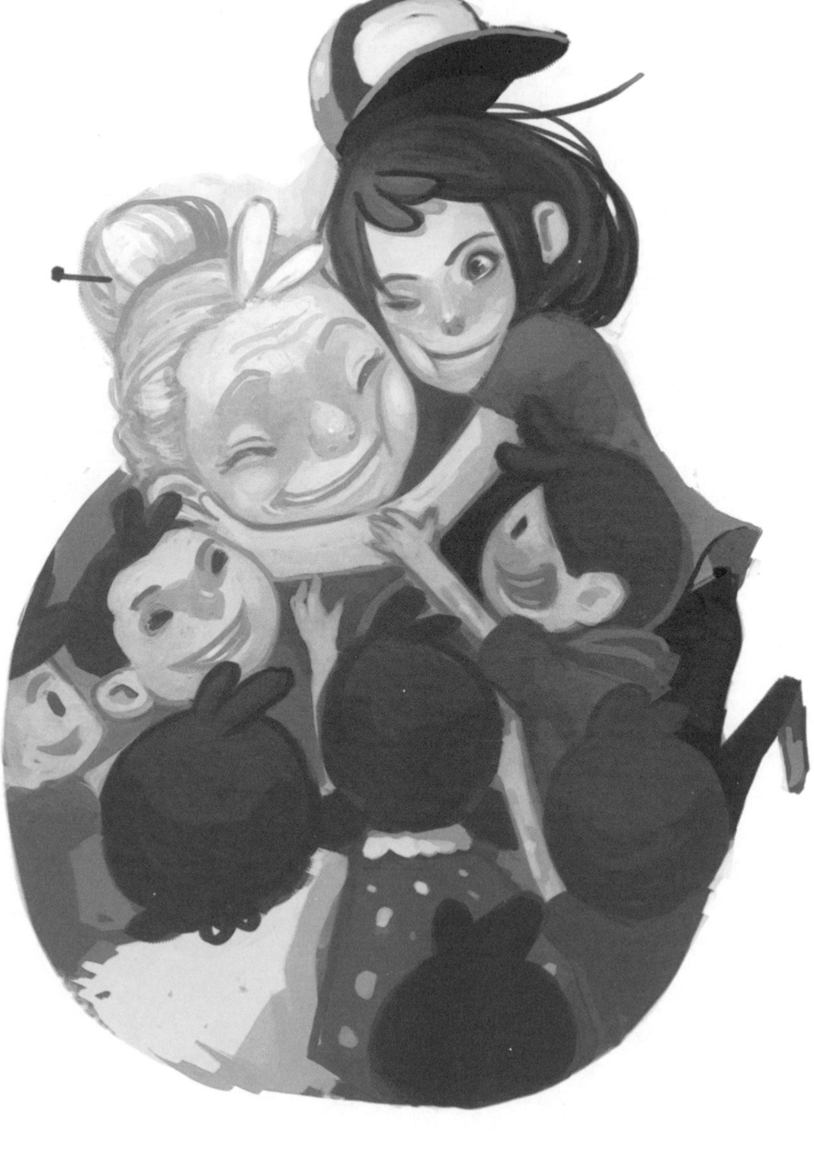

有明顯的原發病灶，由於盆腔腫瘤較多，醫生最後診斷為腹膜原發性腫瘤，並決定以治療卵巢癌的方法，為趙婆婆進行治療。

在整個療程期間，各家庭成員十分團結，一起為趙婆婆打氣，差不多每次覆診均有不同的家庭成員輪流返港陪伴，今次可能是子女、下一次可能是外甥、姪孫，連醫護人員也不禁羨慕她說：「婆婆，全家人總動員支持你，真的很有福氣呢！」治療後的個多月，趙婆婆的腹脹情況已有改善，三個月後，腹水及胸水已有明顯消退的迹象，康復進度頗為理想。

趙婆婆雖然身患癌症，但卻十分樂觀，臉上常掛着慈祥的笑容。可是，有一次回來覆診，趙婆婆卻苦着臉，好像滿懷心事一般。醫生以為婆婆擔心病情，還想安慰她，怎料趙婆婆說：「醫生，我不是擔心自己的病情，只是每年暑假我也會探望在愛爾蘭的孫兒，但今年我卻因為患病不能去，我真的很掛念他們呢！」

家人知道老人家的心事後，一起商議好在即將來到的農曆新年，安排愛爾蘭的親友及孫兒回港，一家人「整整齊齊」地陪伴趙婆婆過節。他們更邀請了悉心照顧趙婆婆的醫護人員，在年初二那天一同開年及到中英街燒炮竹，以傳統的特色慶祝共度新歲！

其實只要不肯放棄，無論醫生或病人，也可創造「奇跡」！

中西醫治癌

為了令身體處於更佳狀態以抵抗癌病，不少癌症患者與家人也會「雙管齊下」，即在接受西醫療程之餘，同時服用中藥，練習氣功或以另類療法來強身健體。事實上，中西醫治癌的原則相若，目的也是抑制癌細胞的生長，減輕癌症病徵及治療所引起的副作用，最終達到消滅癌細胞，確保身體健康之目的，可是，箇中的概念卻不盡相同。

中醫治癌，主要從辯證論治及改善患者身體狀況兩方面出發，亦即中醫理論中的「扶其正以祛其邪」。因此會以各種不同的中藥以提高患者的免疫和抗病能力，抑制腫瘤的生長。相對地，西醫治癌較為集中對付腫瘤本身，採用手術或放療對付局部腫瘤，對於已擴散的癌細胞，則會採用化療、標靶治療及荷爾蒙療法。此外，中醫有所謂「帶瘤生存」，即病人在接受治療後腫瘤仍然存在，但患者卻可有質素地如常生活。接着下來這篇故事，我希望與大家分享一些中西醫治癌的病人個案。

Regina是一位四十多歲的家庭主婦，近來，她的腹部持續有些脹痛感覺，起初以為是一般婦女病，但後來大便也帶有血絲，令她大吃一驚，立即看醫生檢查清楚。報告顯示她已患了第二期腸癌，要接受手術切除腫瘤，在手術後以5-FU 類藥物作術後輔助化療。可是在完成療程後四至五個月，不幸地腫瘤復發，Regina還這麼年青，且子女剛入讀中學，她真的很希望能盡快康復，使她可回復昔日的身體狀態，以照顧家人的起居飲食。

雖然最近幾年，化療及標靶治療在腸癌的治療方面有長足的發展，但Regina 仍希望採納其他中醫藥及另類治療方案提高療效。為此，Regina不停在網上尋找有關治癌的資訊，只要有助病情，Regina 也願意嘗試。她看到網上包括有關日本治癌的醫學文獻，說雲芝精華具有藥用價值，配合5-FU，有加強抑制腫瘤生長的功效，再加上香港大學早前對雲芝精華抑癌的研究亦有改善癌症患者生活質素的結論，因此便徵詢她的腫瘤科醫生，看看可否中西醫合璧來抵抗癌病。Regina在接受中西醫混合治療期間，不但癌指標回落了，治療的副作用也相對減少，且腫瘤消退得較快，康復進度可謂十分理想。

不少癌症病人與Regina一樣，除接受西醫治療外，也積極考慮融入中醫或另類治療。過去也有不少個案，在西醫的療法失效後，癌症患者仍可服用中藥或以氣功等方法，「帶瘤共存」及有質素地生活一段相對長的時間。

生命的預警

有時食不下嚥，我們或以為「食滯」，但只有四十出頭的 Derick 卻始料不及，原來這是患上食道癌的先兆……

Derick的經濟條件不算十分好，但因他的性格開朗，且慷慨助人，為他贏得了一班「好兄弟」。Derick唯一的不良習慣，是他總是煙不離手，同時很年輕已有高血壓及糖尿病，醫生曾告誡他，再這樣下去，他中風的危險很高。

年多前，Derick覺得吞食物時很辛苦，時而覺得食物好像卡在胸部一般，時而感到胸口痛楚非常，漸漸地使他對進食失去興趣。朋友約他出來聚會，也驚訝他為何好像瘦了「一個碼」，大家還以為他人到中年而刻意減肥。Derick後來看醫生，才證實他原來是患上了食道癌，由於食道收窄，使食物進入胃部時被嗆着。因為腫瘤面積太大的關係，Derick需接受同步放化療控制病情，但治療的不適，再加上因患病而不能如常工作，令Derick的經濟出現困難，因而常常悶悶不樂。

一班感情要好的兄弟看到Derick的情況，也為他大為憂心。其中與Derick「由細玩到大」的Thomas，可謂情同手足。他不忍心好友承受巨大壓力，每當時間許可，他也會陪伴Derick到醫院接受治療，且特別「吩咐」各兄弟，輪流到Derick家中陪他玩至愛的電子遊戲。Thomas見Derick仍然愁眉不展，才得悉他原來因為經濟困難，而擔心不能繼續療程。Thomas鼓勵 Derick說：「你不用為錢費心，待你康復以後，我會連本帶利追你找數呢！」雖然是男子漢，但Derick仍十分感激

Thomas對他的支持，更不禁流下男兒淚說：「Thomas，我真的不知如何多謝你才好！」

不幸的是，Derick的病情愈來愈嚴重，癌細胞已開始轉移至頸部淋巴，而腦部亦生了一個小瘡，更因為細菌感染而昏迷，需要入深切治療部接受治療及觀察。Thomas按捺不住，特地走到診症室，追問醫生Derick的病情。醫生坦白的告訴他：「以Derick的情況來說，可謂已沒有根治機會，我們只能盡量延長他的生命及減輕晚期病徵對他的折磨！」

如是者Thomas留在醫院照顧Derick近一星期，他終於甦醒過來。有如死裏逃生的Derick，嚷着要離開醫院的環境，出外「唞一唞」氣。Thomas唯有與醫生特別安排他出院，更召集所有好兄弟，與Derick一起晚餐。

這年來，Derick也從未試過像這夜一般開心，更毫不忌諱地與朋友舉杯暢飲。Thomas其後送他回家休息，豈料在Derick家樓下的大堂突然中風暈倒，送到醫院急救後證實不治。當大家也為Derick的離去難過時，卻不理解為何Thomas能異常地冷靜。「我怎會對Derick的離去不傷心，只是我知道他的癌症不會康復，而病情亦只會一直惡化下去，今次因為中風而脫離痛苦，對他來說可能是一種解脫。」

突如其來的中風、心臟病發或因意外等死亡的人士，往往來不及完成心願便要離世，而癌症在多種危疾中，像是一種「生命的預警」，因為它的病情較長，讓患者相對地有較充裕時間作出所需的交待及安排。既然生命有限，在癌病惡化過程期間突然中風及離世，對Derick來說，可能是一個他「樂意」作出的選擇。

食物標籤法的啟示

現代的消費者，可謂愈來愈精明，在選購食物時，也漸漸明白到飲食與健康的關係，因而對食物所含的營養成份倍感興趣，也期望可獲得更多相關資料，以助他們作出適當的選擇。

事實上，不少疾病的發生，與營養有密切關係，例如高脂肪、升糖指數(glycemic index)高的飲食，可導致糖尿病及心血管病。可是，大眾市民可能不知道，高脂肪及升糖指數高的食物也可引致癌症，如乳癌、腸癌、胰臟癌及前列腺癌等。每年全球有難以估計的病人，因患上這些疾病而死亡，因此不少先進的國家，早已按法例要求在食物標籤上列明食物的營養成份。

近月，政府積極推行食物標籤法，原因是市民應擁有對食物的知情權，透過實施食物標籤法，也可提高公眾對食物營養的認知。在討論的過程中，因為業界的壓力，差一點將少量豁免制度擴大至聲稱有營養食品，而失卻法例原有的精神。幸好立法會議員在醫護界及消費者提出的輿論下「臨危勒馬」，使法例最後獲得通過，保障了市民大眾的利益。食物標籤法的通過及實施，是食物及衛生局周一嶽局長近年繼反吸煙條例後的另一德政。

Mark剛四十歲出頭，他的建材生意，隨着內地房地產日漸興旺的趨勢，生意額在過去數年也大幅增長，Mark還有意把公司的業務在內地上市，以大展拳腳。

他從來沒有想過，自己的事業王國正具雛型之際，竟在這時候發現自己患上直腸癌，以致近期大便經常呈暗紅色。幸好還算發現得早，屬腸癌二期，並未影響淋巴，而腫瘤也離肛門較遠，因此可保留肛門。一般的常規治療，是不用在手術後進行輔助化療的，但醫生考慮到最近的醫學研究指出，手術後的輔助化療，對控制二期腸癌有一定幫助，再加上Mark尚十分年輕，應可承受化療療程，因此建議Mark值得一試。

Mark的康復進度理想，他不久後又重新投入到工作之中，還以極短的時間，把公司的業務正式在國內上市。但唯一不同的是，他已意識到「健康才是真正財富」的道理，再不像以往一般，為了專注工作，而忽略了自己的飲食健康。例如，他在應酬的宴會中，會避免進食高脂肪的食物；在辦公室工作的時候，也不會像以往一般不節制地吃薯條、即食麵及即食糖水等食物。

Mark的媽媽，在他患病期間還特別從美國回港，照顧兒子的起居飲食。她發覺為兒子選購食物時，香港並不如美國或加拿大等國家一般，在食物的包裝上有詳細的營養標籤，有時候令她感到無所適從。

相信當香港的食物標籤法正式執行後，市民將可像Mark的媽媽一般，為自己及家人，作出「更健康」的選擇！

「知所進退」的道理

最近，禽流感不幸在本港又再次爆發。還記得數年前禽流感爆發的時候，令港府要大規模殺雞，想起當時的情形，實在令人猶有餘悸。想不到今天禽流感又捲土重來，不禁令醫學界人士及大眾市民再次擔心起來。幸好經過以往經驗，政府及醫學界已對禽流感的各方面有更透徹的掌握，包括其傳染模式，病毒對人類健康及疫症爆發對整體經濟的重大影響等，因此能及早作出反應，令疫症得以暫時受到控制。

回想電視上殺雞的影像，大家都可能要作出重要抉擇：繼續吃新鮮雞，還是以中央屠宰方法來避免疫症爆發？不容許售賣活雞的決定，「知己知彼，知所進退」，落點確不易拿捏。同一個道理用在治療癌症上，亦可大派用場。

要治好癌症，好比是在人體內打一場立體戰爭。癌細胞本身十分「聰明」，與正常細胞不同，它不但能自行刺激生長及不斷分裂外，還能逃避正常細胞凋謝的程序，以及頑強地抵抗身體（包括免疫系統）抑制生長的訊息。癌細胞更懂得自行增生血管以補充需要生長的養份，以及侵犯附近正常的組織，使其得以擴散及轉移。

由於腫瘤的性質及擴散速度不同，醫生在設計治療方案時，猶如要設計一幅立體的「腫瘤攻略圖」。「知己知彼，知所進退」的道理，是戰勝腫瘤的要訣，首先是先要評估病人本身的情況，如年齡、健康狀況和可承受療程的能力，腫瘤的大小、特性、擴散速度及情況，綜合以上各種考慮因素及最新治療方法後，再釐定全盤的治療方案。當然在整個決策過程中，醫生及患者也要作出一定的「妥協」，例如患者接受化療，要承受一定的副作用，選擇標靶治療，則可能要承擔較高昂的藥費。

Margaret是一位四十多歲乳癌患者，她於兩年多前意外地發現自己左邊乳房有腫塊，經醫生詳細診斷後，證實她已患上了一種較惡性的HER2型乳癌，手術後發現已有二十多粒淋巴受到影響，屬癌症的第三期。過去數字顯示，HER2型乳癌的生存率較其他乳癌種類低一半，復發機會也較高。這個突如其來的噩耗，令她感到大為憂慮。

醫生參考了國際在治療HER2型乳癌方面的最新數據，治療的重點是增加Margaret的存活期，因此安排她接受合併了「曲妥珠單抗」（Herceptin）的化療療程，然後再配合局部放療。在療程期間，Margaret曾出現一些身體不適，如作悶、暈眩或脫髮的情況，但她也深深明白，這是康復必要付出的代價，因此決定咬緊牙關，堅持完成整個療程。幸好，Margaret的整體治療反應良好，腫瘤不久已受到控制，更可重拾昔日的興趣。

能夠做到「知己知彼，知所進退」，原來也是一門大學問。

授權與信任

不久前，Sam 剛好過了五十二歲生日。回顧Sam的前半生，做事作風一向是「強人」本色的他，所有事也好像在他精密計算之內，無論是自組公司，到招股上市，以至收購競爭對手，也是經過Sam的精心策劃。他料事如神的能力，令拍擋及下屬均嘖嘖稱奇。

作為公司領袖，Sam可謂是十分稱職，要數他管理唯一不足的地方，可能是每樣事也要在他掌握之內，這使他甚愛管束下屬的工作模式及程序，令他們發揮的空間較少，也逐漸地使員工失去了主動性。面對商場上的強勁競爭，Sam的生意也因此而停滯不前。

大半生習慣了要樣樣事受到控制，但到了這年紀，竟出現了一些令他意想不到的事。太太發覺Sam好像近日愈來愈消瘦，但還是到了有一天Sam突然咳出血來，才令夫婦倆大吃一驚。醫生細聽了Sam近來的情況，心感不妙，於是立刻為他進行了詳細的支氣管內窺鏡、電腦掃描及正電子掃描等檢查。

報告出來後，醫生請Sam回來覆診。看到醫生神色好像有點凝重，Sam立即緊張地問：「醫生，我的病情怎樣？」醫生告訴他：「Sam，你所患的是肺癌，而且已開始擴散到淋巴，現階段不適宜做手術，但你不用太擔心，我建議你先進行化療，再加同步化放療，以控制病情。」

「醫生，我的病能否被治好？為何你不立刻為我做手術，這樣會否拖延了治療，我要完全康復，絕不能浪費任何時間！」醫生聽了後有一點懊惱，但仍耐心向Sam解釋說道，所有的醫學決定，也是以實證為本(evidence-based)，即參考了國際及本地的最新醫學數據，如腫瘤的期數、大小、擴散程度、各種治療的成效、病人本身的狀態及自己多年累積的治療經驗等，才決定最合適的治療方案，最終的目的也是令病人能達至最佳的康復狀態。可是，Sam一向要事事受控的性格，令他仍是不放心，並向醫生要求道：「我希望康復過來，我習慣了事事靠自己，醫生，你還是讓我自己決定吧！」

Sam回到家後，仍是對自己的病情十分擔心。太太看到他悶悶不樂，便唯有請Sam的好朋友Fred開解他。Fred最了解Sam的性格，安慰他說：「Sam，一個人的能力有限，沒有可能自己做到所有的事情，就好像你自己開公司，也要有其他專業人士，如會計師或律師的輔助。這次，你更要信任醫生，才能把癌病治好。」

在行醫的過程上，也偶爾會遇到類似Sam的個案。誠然，每位病人在得知自己患癌時，也自然地會十分緊張自己的生命，但大部份病人也會放心接納主診醫生所建議最合適的治療方案。事實上，制定全盤的治療方案時，當中的醫學邏輯有時候病人難以完全明白，也不能以三言兩語作出總結，更要視乎病情的進展及變化，再加以調整。當然，醫生的責任便是要向病人講解清楚治療方案可達至的療效及副作用，讓他們自己能參與決策。Sam後來聽取了醫生的意見，心無旁騖地接受治療，結果康復的進度十分理想。

授權(Delgation)等於信任，在管理學上，能學懂將工作授權給合適的下屬，更是成功的重要一環。在抗癌的路上，病人不但要對自己有信心，對自己的醫生，有時候也可能要有相同的信心。

急病人所急

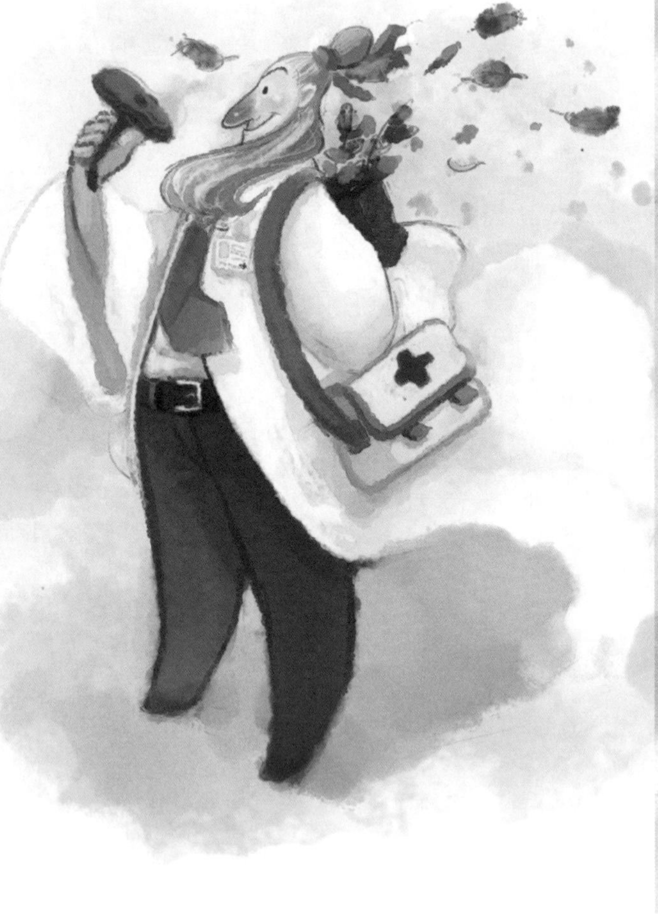

醫生的工作繁忙，對於私人執業的醫生而言，更要對病人的照顧親力親為。特別是現今社會對醫生的期望日高，總希望醫生可對自己作全天候照顧，當遇到有需要時，如能即時聯絡得上便更為安心。大家只要看看醫生的名片，大都印有「緊急召喚電話或傳呼機」的資料，便可見一斑。

從醫生的角度出發，對於每位病人的照顧，也都會盡力做到貼身貼心。但當然醫生與大家一樣，也需要放假或有旅遊公幹等出外的時刻，遇到這些情況，醫生在出發前便更需作出妥善安排，有時候帶備手提電話還不夠，更需隨身攜帶已被一般人棄用的傳呼機，目的是保證病人能與自己聯絡，查詢及解決有關問題。這樣說來，醫生與病人的關係可謂與親人一般密切，日積月累的相處下，大家亦會變為好朋友。

但當然這也有例外的情況。大約一年前，25歲的Anita並不為意自己的身體有任何不適，直到她的父母發現其頸項前方好像腫了起來，她才發覺自己有「大頸泡」。起初Anita還是沒有多加理會，到腫脹的程度愈來愈明顯，才肯聽父母的話，到醫生處進行檢查。

由於情況異常，醫生替Anita進行了幼針穿刺抽取活組織檢查，最後確診為甲狀腺癌。父母得悉Anita這麼年輕便患上癌症，都擔心不已。進行切除手術後，Anita獲轉介到診斷科接受放射碘治療，一心以為在治療後，Anita會很快痊癒，但可惜事與願違。

Anita半年後的掃描跟進，竟發現仍有數個活躍點，這些活躍點可能是手術後在體內殘餘的正常甲狀腺組織，亦有機會是癌細胞尚未完全清除的迹象。Anita的父母不明白為何女兒的病情會變化得這樣快，既擔心又害怕，不希望「白頭人送黑頭人」，兩老惶惶不可終日，便向診斷科的醫生查詢：「我女兒的癌細胞仍未清除，她應否再次接受治療？我們可以做些甚麼？醫生，請你想想辦法吧！」醫生被父母問得急了，竟支吾以對地回答：「待活躍點再大一些時再作治療吧！」Anita的父母聽到該位醫生這樣的答覆，雖然覺得不合符邏輯及情理，心想：腫瘤愈大，不是愈危險嗎？但礙於不敢挑戰醫生的「威嚴」而不再發問，但心裏卻如熱鍋上的螞蟻，替女兒的病情乾着急。

Anita的父母不想再等，經親友介紹，陪Anita到腫瘤科專科醫生處接受詳細診治。醫生仔細翻閱她的病歷及掃描，發覺這些應該是殘餘的正常甲狀腺組織，後來再作進一步癌指標化驗也呈陰性，完全沒有迹象復發，一家人也安心多了。

事實上，病人及家屬遇到有不明白醫生講解的地方，是有絕對的權利向醫生查詢清楚。誠然，如醫生能做到「以心為心」，嘗試從病人及家屬的角度考慮，肯定雙方也會更滿意治療及溝通的結果。

食物與健康

內地毒奶粉的風波似乎未能平息，食物安全中心再在多款雪條和奶類飲品中，驗出含有可致腎結石的化學品三聚氰胺，令幼兒容易患上腎結石，使不少家長大為憂慮。令人惋惜的是，已有數名無辜的小朋友因此而白白送掉了生命。以往亦有一些個案，小女孩於4至6歲時乳房便長起來，7至9歲左右便有月經來潮，原來小女孩早熟的現象，與進食了大量含高劑量激素的食物，包括牛奶類製品和肉類等有關。這些不良商人的所作所為，實在令人髮指！

所謂「You are what you eat」，我們每天吃進肚內的食物健康與否，我們的身體健康便會如實地反映出來。現時更有不少研究顯示，食物與癌症的發生，甚至是控制病情，也有莫大關係。

目前醫學界已知，攝取過量動物脂肪會增加患腸癌、乳癌、胰臟癌及前列腺癌的機會。例如：亞洲人特別喜歡吃鹹魚、醃漬醬菜和罐頭類食物，此等食物由於加入了防腐劑及添加劑如亞硝酸鹽，進食過量容易引發胃癌；另外，經過發霉或發酵的五穀類如玉米、花生和豆類等，有機會因為受到環境污染而有較高機會產生致癌毒素，以致較容易引發肝癌；燒烤時大家亦應注意，動物脂肪能與炭火產生化學作用而形成致癌物質，有可能增加患上癌症風險；此外，於日常生活中，煙酒過多，常吃檳榔等也可能會增加患上肺癌、食道癌、口腔癌及肝癌的機會。

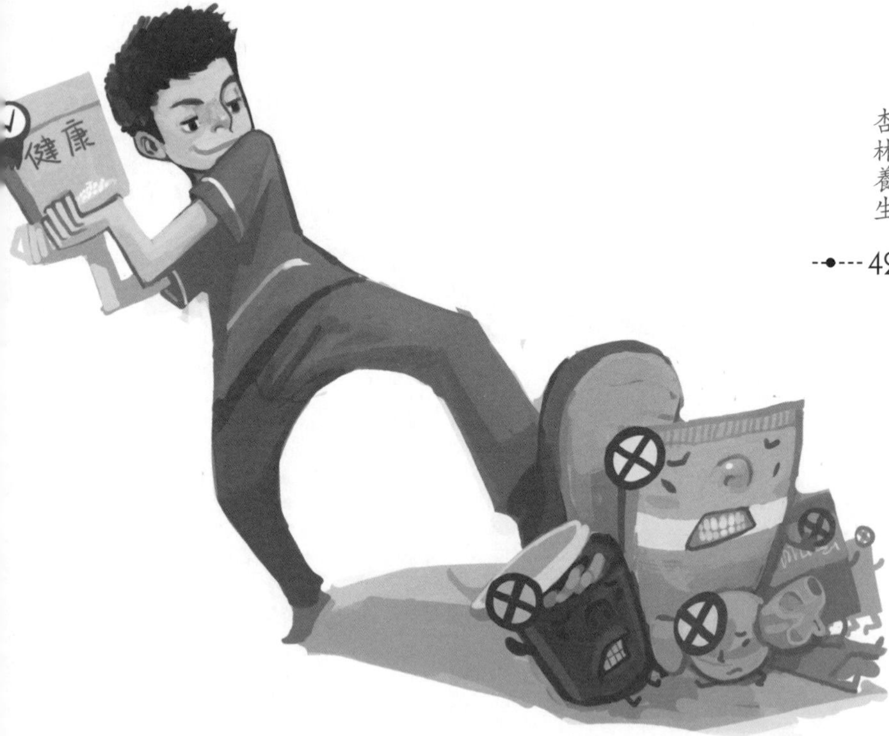
健康

有些病人在患癌後會問能否進食一些中藥和補品，為身體固本培元？由於含高激素的食物，可能助長腫瘤加快生長，因此癌症病人宜小心選擇，或先諮詢醫生意見。

話說回來，回想起我們年少的日子，可盡情地在大自然中獲得既天然又健康的食物，例如在海灣垂釣可捕獲生猛的游水海鮮，在沙灘玩耍時也可為媽媽取一些貝殼類海鮮回家為晚餐「加餸」，更少有聽聞食物會有毒。可是，現在毒蔬菜、毒肉、毒飲品等好像「無處不在」，令市民容易產生恐慌，現在不少朋友也會說笑，到了這個年代，真的不知道吃甚麼才安全！

現在的父母，為悉心栽培子女而安排各樣課外活動，為他們日後成才而勞心勞力，可是現在下一代最需要的，卻可能是一口安全的食物。不幸的是，人類似乎才是元凶，部份不良的生產商更為了利潤把食物的安全置之度外，令父母及市民大眾防不勝防。在電視上看到大批父母抱着小寶寶焦急地到醫院進行檢驗，也替他們感到難過，莫非要有更多小生命因此而白白送命，人們才會醒覺起來？

環境因素我們未必能夠完全掌握，但人為因素所導致的悲劇，我們大家是否也可盡量避免，使自己及我們的下一代活得更有希望？

香港可成為國際醫療中心

出生自顯赫家族背景的Sean，父親擁有數以億計的跨國企業，由於看準醫療旅遊的發展大有潛力，經過與董事局磋商後，決定撥款數億在海外發展一間醫院，以配備先進的醫療儀器及體檢設施作為宣傳的重點，再加上酒店式服務，希望可吸引到鄰近國家的病人前來治病。

由於業務繁重，Sean往往要隔幾天便到處飛，幫助父親打理生意。一天下機後，不知為甚麼，他突然流鼻血。Sean初時以為是自己這陣子太過操勞，或飛機上空氣太乾燥吧。由於趕着與商業的策略性伙伴開會，他再沒有把注意力放在這件事上。但其後，Sean鼻血往後倒流的頻率特別高，而且鼻涕及痰涎也常帶有血絲，頸項上的淋巴結好像也腫大了，後來更陸續出現耳鳴、聽覺減退的問題。

Sean感到情況不妙，於是便立刻飛到家族開設的醫院進行檢查，結果證實患上了鼻咽癌。由於Sean是承繼家族生意的人選，他的父親知悉後大為緊張，要醫院的專家給Sean最好的治療，一方面四處搜尋名醫，在10日內飛遍美國及亞洲等地，定要把Sean的病徹底治好。

但無論是網上的資料，還是各地醫生的意見，發覺香港醫治鼻咽癌的水準極高，研究的成果更是全球首屈一指。父親便立刻送Sean回港接受治療，幸好病情尚屬較早期，現在Sean已康復，可再次投入工作之中。

事實上，不要小看香港這個城市，雖然地方小，但其醫療的發展卻相當先進。以醫治鼻咽癌為例，由於華人的發病率很高，是白種人的一百倍，而中東人的發病率正是在華人與白種人之間，因此鼻咽癌又稱為廣東瘤，香港在鼻咽癌的研究成果更是享譽國際。

不少患了鼻咽癌的中東人，更慕名來香港治療，且中東政府及領事館十分支持國民來港，本港入境處考慮到香港與中東文化及生活習慣上的差異，因此特別批准病人的家屬也可一併來港照顧病人。

一些當地特有的文化和習慣如女性在診症時也要帶面紗、不可吃豬肉以及當地特有的食物及烹調方法等，有了家人的照顧，一切也可讓病人更安心地接受療程！

其實香港是絕對有能力發展為國際醫療中心，一方面可達到幫助病人得到最適切的治療，另一方面也可為本港經濟的發展注入新動力，但最重要是看看我們能否把握此機遇了！

愛在人間。

活得精彩之馬照跑

某些癌症如肺癌，性質較「惡」，病情轉壞的速度較快，不少患者出現病徵到醫生處求診時，可能已到了病情的晚期。有些病人可能會因此而感到突然，繼而是沮喪，甚至是憤怒，但仍有不少患者，抱持着樂觀積極的態度去面對患上晚期癌病的事實。這裏，我希望與大家分享一個癌症病人「永不放棄、積極生活」的真實個案。

不要看歐伯伯已70多歲，無論是夏天或冬天，他也堅持每天大清早先到海灘游泳強身健體，再到自己開設的食店打理業務。近來歐伯伯開始出現痰多咳嗽的情況，太太見丈夫咳嗽，以為只是天氣開始轉涼的關係，便一連幾天為他預備了滋潤的湯水。可是，這幾天，歐伯伯游泳時，總是感到力不從心，甚至有氣促的情況。這天回到家，他突然咳出大量血絲，家人為此大為驚慌，立即帶他看醫生，後來證實歐伯伯已患上了晚期肺癌。

歐伯伯天性樂觀，他得悉病情後，並沒有天榻下來的感覺，反而比往時笑得更多。每次覆診時，醫生問他有沒有感到不適，他總是調皮地說：「當然沒有問題啦！」起初家人見他反應「異常」樂觀，還擔心他是強裝出來，為免家人擔心他的病情。一天晚上，待歐伯伯入睡後，家人圍在一起商量，決定要歐伯伯最疼愛的小女兒與他交談，以了解父親的「心聲」。

歐伯伯平日愛看馬經以作消遣，某天，待賽事完畢後，小女兒把握機會與父親聊天。「爸爸，為何每次我們問你有沒有感到不舒服，療程辛不辛苦，你總是談笑輕輕帶過？你可知道我們很擔心你呢？你真的不用因為害怕我們擔心，而隱瞞病情的真相！」歐伯伯回答說：「傻女兒，你以為我是假裝開心的嗎？既然患癌的事實已不能逆轉，與其要消極地面對，倒不如積極享受每一天的光陰，你說不是更好嗎？人生總有得失成敗，最重要的是不要在『失』的時間，因為消極，而令自己失去的更多，況且在患病的時候，更令我珍惜你們及身邊的一切呢！」小女兒聽了父親「阿Q」的說話，被他逗得不禁笑了起來，也對父親積極面對的態度，佩服得五體投地。

近月，歐伯伯的病情轉差，肺癌細胞擴散的速度增快了，令他的晚期病徵陸續出現，如胸痛、呼吸困難、體重及食慾下降等，後來更有肺積水的問題。醫生建議他盡快入院抽積水，但歐伯伯反而向醫生要求說：「醫生，明天是賽馬日，請你讓我『刨』馬經，我便會精神起來！」

歐伯伯後來接受了標靶治療後，病情亦穩定下來。現在的他，生活並沒有太大影響，仍然幹一些自己喜歡的事情，每逢賽馬日，子女也會特意陪伴他入場看賽事，歐伯伯更開玩笑說：「早知道我生病你們會對我特別照顧，倒不如早點生病還幸福呢！」家人也被歐伯伯逗得哭笑不得……

給他活長一點

還記得我在七十年代讀醫科的時候，五年的本科課程裏，腫瘤科的教材其實不多，只有一些早期診斷癌症的資料。其後的實習生涯是「耐力的鍛煉」，差不多三日一call，每次只有兩至三個小時的睡眠時間，所以那時已學懂最重要是休息，反而吃甚麼都沒所謂，當時假期對實習醫生來說簡直是「奢侈品」。由於連拍拖時間也欠奉，便決定與在英皇書院讀預科時已認識的太太結婚，幸好內科病房主管楊紫芝教授「皇恩浩蕩」，批准我放幾天假。婚禮後，又要立即上班。

當年讀英皇書院，差不多九成學生都入了醫學院。我本來的志願是做一個科學家，那時已有間頂尖的美國研究中心取錄了我，但我想留在香港，不期然的便跟了大隊入醫學院。當時對醫生這行業好模糊，沒想過要怎樣「妙手仁心」。我本科成績普通，反而投入社區健康及露宿者研究，畢業時從沒想過做腫瘤科。

後來上病房實習，很多醫科畢業生都選擇較受歡迎的範疇，如內科、兒科等。

那年代醫學科技沒現在這麼先進，很多病人覺得患癌就等如判了死刑，因此年輕醫生並不熱烈去選擇腫瘤科。後來有機會認識到伊利沙伯醫院當時的腫瘤科主管何鴻超教授，我首次接觸到放射治療、化療等癌症療法，同時，亦受到謝建泉醫生的身教影響，體會到腫瘤科真正幫助到很大需要的癌症病人，頓然我找到了努力目標，於是決定專注腫瘤科研究。

很多朋友問我，為何選擇做腫瘤科？每天都近距離面對生老病死，好像是很厭惡的工作。我卻認為，如果沒有這一科，差不多所有癌症病人都會死亡。直到現在，至少已經有一半至六成半癌症病人有機會被醫好，可說是局面完全扭轉了。以往病人缺乏尊嚴，就算正在床上排便，醫護人員也是照樣出入。被診斷為「無希望」的病人，他們的情感需要會被忽略，令病人感覺到被遺棄。

我有一個信念，就算不能完全醫好，亦要盡力令病人活得有尊嚴。醫生可全面幫助癌症病人，例如減輕病人痛楚、服食可延長性命的藥和提供心理輔導等。癌症病人的意志力很重要，就算腫瘤醫不好，但大多數意志力強、樂觀的病人，都活得較長。作為醫生，也要鼓勵病人「活着就是希望」。可以說，EQ不單決定一個人的成敗，更操控一個人的生死。

在香港，最多人患的是肺癌、肝癌、鼻咽癌及胃癌，而亞洲就最多肺癌及鼻咽癌個案。我選擇了研究鼻咽癌，以往因為不能開刀，只好用放射治療。但因射程範圍大而導致不少副作用，直至我當初級醫生時，才有電腦掃描及磁力共振檢查技術，治療鼻咽癌才有突破性發展。

最美麗的妻子

「太太，妳今天真美！」Patrick這年來每天起床的第一句說話，便是讚美太太Carol。雖然已重複聽了這句說話三百多遍，但Carol總是百聽不厭。Patrick的鼓勵，不僅令她越加珍惜與丈夫共度的每一個時刻，而且也令她重拾自信，不會因為乳房手術後而感到自卑。

回想起來，這像是昨天發生的事。去年初，Patrick與Carol決定結婚，他們與其他新人一樣，興高采烈地籌備着婚禮。每個新娘子最喜歡的環節，莫過於挑選一件心儀的婚紗，以最美麗的姿態為生命的重要時刻留下甜蜜的記憶。誰又會想到在試婚紗的一刻，Carol突然摸到自己的乳房好像有些硬塊，頓然令Carol感到驚惶失措！Patrick得悉情況後，立即帶未婚妻到醫生處做詳細檢查。醫生替Carol做了乳房X光造影檢查（mammogram），再加上活組織檢驗，證實她的右邊乳房有一粒直徑約一厘米的腫瘤，屬HER2型乳癌（即患者腫瘤帶有強侵略性蛋白HER2的成份，每年全球逾100萬宗乳癌新症中，達四份一病人都是HER2型)。可幸的是，癌細胞還未擴散至淋巴，屬乳癌初期，可以進行乳房部份切除手術。

Carol聽到醫生的建議後感到晴天霹靂，心情就像從待嫁的萬分欣喜中墜落至無底的深淵！試問一個新娘子又怎能面對這殘酷的現實？數十個問題不停湧入Carol的腦海中：「沒有了乳房，我怎樣打扮也不會美麗的了，我如何穿婚紗見人？」、「Patrick會不會嫌棄我患癌，而不與我結婚？」、「沒有了乳房，我如何為人妻？」、「我還這麼年青，以後的生活怎樣過？我還能不能為Patrick生小孩子？」這些困惑令Carol十分擔憂，當然身為新郎的Patrick也不會怎樣好過，看着Carol所承受的壓力，Patrick更是痛在心裏。

步出診症室後，Patrick以堅定的語氣，鼓勵Carol無論怎樣也好，也必先要盡快進行手術。「你在我心目中永遠是最美麗的妻子，不管貧病，我也會在妳身邊。待妳做完手術後，我們立刻結婚，以便我可以好好的照顧妳。」Carol聽着Patrick的說話，兩行眼淚不禁如泉水般湧下，也令她鼓起勇氣，接受了腫瘤切除手術。

手術不久後Carol便與Patrick步進教堂。為降低癌細胞擴散或復發的可能性，醫生參考了「國際乳癌研究組織」最近一項大型臨床研究結果後，建議Carol接受新一代術後化療，即結合了包括多西紫杉醇(Taxotere)、Herceptin及Carboplatin。這項新術後化療較目前使用的第三代組合有更理想的存活率及可有效降低復發率達三成多，且可同時大幅減少類似合併化療及標靶治療的副作用，如嘔吐、脫髮、關節痛及心臟功能衰退等。

Carol接受治療後的康復情況十分理想，雖然新婚的一年部份時間在化療中度過，但Patrick及Carol的恩愛之情，連旁人也深受感動。

越過死亡之幽谷

患上癌症，對很多人來說也是個重大的打擊。行醫二十多年，親眼看到病人的反應各有不同。有些會像電影「最後假期」(Last Holiday) 的女主角一般，在離去前要完成自己所有未實現的夢想；有些可能會趕快做一些平日不敢做、或沒有勇氣做的事情，令自己無悔一生；有些更會在此時找到生命中最重要的東西，例如伴侶及家人的愛。當然有些病人也選擇了自暴自棄，在無助、失望及憤怒的情緒中度過餘生。選擇如何，其實全掌握在個人的手裏。

Elisabeth Kubler Ross女士約在七十年代初撰寫了一本著名書籍，名為On Death and Dying — What the Dying have to teach Doctors, Nurses, Clergy and their own families。她訪問了一些即將離世的病人，以了解他們離世前的心裏狀況。Elisabeth把他們繁雜的心路歷程綜合為五個階段：

（一） 否定（Denial）：很多病人知道自己快要離開人世時，第一個反應是否定或不能接受現實。他們會想：「這種事不可能發生在我身上的！」或「這絕對是不可能的。」在此階段，他們會傾向逃避，且向自己說這情況只屬暫時性，他們很快便會康復及過回正常的生活。這反應目的是嘗試紓減悲傷及死亡帶來的恐懼感。

（二） 憤怒（Anger）：「為何是我？」、「怎麼偏偏要選中我？」的想法，會充斥病人的腦袋。他們一般的表現是對世界或身邊的人（包括醫護人員、家人及朋友等）充滿憤恨。強烈的孤單感、不公平感及被背棄的感覺因而產生。此時病人可能會經常發脾氣或出現情緒暴躁的情況。

（三） 討價還價（Bargaining）：病人此時可能會想「如果食素，做善事……，我可能會康復過來。」很多不同類似的想法的產生，是源於病人本身感到有種莫名的罪咎感，或覺得有責任去解決問題。他們會嘗試與神、伴侶、甚至醫生等討價還價，掙扎着令自己能生存下來。

（四） 抑鬱（Depression）：在此階段，病人會很容易覺得「心力交瘁」，對自己要離去的事實感到極度沮喪或不開心。強烈的無助感及悲傷感覺不斷在病人的腦海中徘徊。

（五） 接受事實（Acceptance）：經過前四個階段，來到此一刻，病人開始克服哀傷和憤怒，接受要離世的事實。他們會想：「我雖然要離開，但仍有很多美好的回憶。」、「我生前擁有這麼多的愛，已教我很滿足。」他們會積極面對死亡，例如安排好後事等。

在日常的接觸， 我發覺很多病友和家屬不但能接受現實，積極面對生老病死的過程，他們更可進入第六個階段，那就是昇華（Transformation）。經歷生離死別，每人所走的心路歷程亦不一樣。有很多病人往往能在此刻找到生命中最重要的親情和意義，將埋藏在心底的愛和一些未實現的夢想付諸實踐和表達。正如「善寧會」的目標，「天為生命定壽元，人為生命賦意義」所強調，生命的寶貴不在乎長短，而是我們每一個人為自己生命所賦予的意願和價值！

怎麼捨得你難過

今天回家的路程特別漫長，Maggie 拖着好像比平日重幾倍的步伐，好不容易才回到家門前。她呆呆地站在門口，心神恍惚地拿着鑰匙。屋內突然傳來一陣小朋友的歡笑聲，一定是丈夫與小兒子又在玩捉迷藏遊戲，小兒子找到爸爸的勝利笑聲。

這時，Maggie再也按捺不住，眼淚不由自主地一湧而下！「我該怎樣告訴我的丈夫與兒子我患癌的事？我如何忍心告訴他們？」

相信不少癌症病人也經歷過類似Maggie的心路歷程。要承受患癌這個突如其來的噩耗，對很多病者來說已是極不容易的事情。但可能令他們更為掙扎的是，應否將這消息告訴摯愛的家人，甚麼時候告訴他們才是最好？待自己接受療程後看看病情有沒有好轉？還是拖延到自己快將要離世的一刻，讓他們傷心的日子短一點？對年幼的子女，又如何向他解釋自己快要離開人世的事實？會否對子女日後的成長留下不良的心理影響？

在行醫多年的體驗中，我確實見過一些例子，病人到死亡前一刻才肯將自己患癌的事實告知親友。當然，他們大部份是出於不忍心，不希望自己的家人及年幼子女與自己一起承受心理上的不安及焦慮。可是，癌症病人需要的支持及體諒，對克服治療的副作用和康復的道路上是十分重要的。就算可能已被診斷為不治之症，也應將事實坦白告知親友，讓他們與病人一起度過餘下的寶貴光陰，過着有質素的生活。

事實上，選擇以不同方式去面對癌症，效果可能非常不一樣。任何體貼、溫情及積極正面的做法對病者本身及其家人都非常重要。

例如，病者與家人可一起計劃時間的運用，如增加與孩子相處的時間，與他們建構緊密的親子關係，使小朋友明白即使父母離世，也一樣會永遠愛惜他們。病者也可多分享內心的感受，使家人及朋友更理解自己的情況，給予支持及鼓勵。

學習在困境中面對難題也是小朋友成長的重要一課。適當地讓小朋友明白自己患癌的情況及經歷，如接受療程期間在心理及生理上的不適，可訓練孩子變得更為獨立及負責任，以及能更深切地體會愛、包容、無條件的接納和諒解。一些患癌的父母選擇對癌症避而不談，可能反而將此話題變得更為可怕，增加了孩子的恐懼感。其實，孩子的情感及處事能力比成人想像中要強，透過癌症將人性美好的一面彰顯出來，可增加孩子日後面對困難的能力，處事更為他人着想。

思前想後，Maggie收起了眼淚，決定將自己患了第三期子宮頸癌的消息告知丈夫與兒子，與他們共同走上抗癌之路！

不想你擔心

現代治癌症的科技一日千里，且健康資訊發達，但不少癌症病人及家屬面對眾多的治癌資訊，也會有無所適從的感覺，這令醫生與病人之間的溝通變得更加重要。很多老人家也希望兒孫滿堂，陳婆婆便是其中一位幸福的長者。陳婆婆在十多歲下嫁丈夫後，便要擔起照顧家庭的重擔，不辭勞苦地把七個子女撫養成人，生活好不艱苦。今天，七個子女都已成家立室，且各有成就，對她亦甚為孝順，陳婆婆感到十分安慰。

在陳婆婆七十歲的大壽，子女及孫兒準備了一個充滿驚喜的壽宴，一家人影了一張大合照，還預備在年尾舉家到泰國旅行，逗得陳婆婆笑逐顏開！

可是，在壽宴後的一個月，陳婆婆發覺在咳嗽時，痰中好像有些血絲，初時老人家以為只是「熱氣」罷了。但往後的兩個月，這情況持續出現。陳婆婆與小女兒在閒談中提及此事，令大家十分緊張，決定帶母親進行一次詳細的身體檢查。

掃描報告證實，陳婆婆原來已患上末期肺癌，但子女們又怎忍心讓母親知道這殘酷的事實？大哥立即召開了家庭會議，決定要兄弟姊妹一起隱瞞母親的病情。他們也懇求醫生在母親覆診時不要告知她的病情，免得老人家受到刺激。

醫生尊重家人的意願，在陳婆婆覆診時只簡略介紹了治療的方向，便着她先到診症室外等候，然後再詳細向子女們解釋病情以及治療的成效。

陳婆婆在診症室外等了十多分鐘，覺得有點不對勁。「為何這麼簡單的病情，要討論這麼久呢？是否有甚麼不妥？」當她看到子女們步出診症室時，便焦急地問過仔細，但子女們唯有強裝輕鬆，對母親說是普通的肺病罷了！

後來陳婆婆因病情惡化入院。一天，醫生巡房時，陳婆婆趁子女們都不在，便懇求醫生說出她病情的真相。「醫生，我知道自己的身體很快便會捱不住，是時候要『走』了。我的乖仔乖女還說到年尾要帶我到泰國旅行，恐怕我也等不到這一天了。但我怕他們會傷心，請你不要把我的病情告訴他們。」

醫生聽到後不禁心酸起來，其實無論陳婆婆或子女們也是本着保護對方的心，而事實上雙方也知道病情的嚴重性，實不應再作隱瞞。最後，在醫生的鼓勵下，子女與陳婆婆首次坦白討論病情，及治療的成功率。雖然最後大家也相擁而泣，但總算放下心頭大石，一同支持母親共同抗癌。

事實上，病人本身有知道自己病情的知情權。雖然不少家屬也會擔心癌症病人得知患癌後會受到刺激，而採取隱瞞的策略，但在執行上實在難以自圓其說。比方說，為何以往未必能每晚回家陪伴老人家，但現在各家庭成員卻編好「值更表」，輪流陪伴。此外，病人本身也會大惑不解，為何他要接受某種治療（如化療或電療等），是否病情已出現惡化？與其逃避，倒不如坦然討論病情，使病人本身及家屬成員也有足夠的心理準備面對癌症，互相扶持，甚至共同完成未達成的心願，以免因為「好心」的隱瞞而有所遺憾。

以心待病人

香港政府大力宣傳旅遊，劉德華先生所說的「今時今日咁嘅服務態度，已經行唔通。」成為了街知巷聞的金句。事實上，在醫療服務的層面上，「以心待病人」可能更為重要，尤其是當溝通的內容牽涉到病人的病情，甚至生死，醫護人員便要處理得更為小心，免得病人因此而失去對治療的希望和信心。

Alex發覺近來眼睛及皮膚都變得較黃，太太擔心他患了黃疸病，因此催促他做了一次詳細的身體檢查。始料不及地，原來Alex已患上了肝癌。

Alex及太太不敢怠慢，立即去看了醫生甲。醫生甲看了Alex的報告，面色一沉，然後向Alex兩夫婦說：「你的病情不太樂觀，做手術也沒有太大幫助，你還是回家等吧。」對癌症病人而言，抗癌的力量來自積極的心態及求生的意志力。醫生甲可能不在意，但他的說話對病人的心理有着重大的影響。Alex及太太聽到醫生的說話，頓時呆了一呆，「回家等」是否等如「回家等『死』」？夫婦倆就好像即時被判了死刑一般，心情直跌入谷底，Alex更對治療失去信心及希望。

Alex的太太十分焦急，覺得這樣等待並不是辦法，因此經朋友的轉介下，看了醫生乙，只要有一線希望，太太也不想就此放棄。太太拖着失去了意志力的丈夫Alex來到醫生乙的診症室。醫生乙看到Alex的面容十分憔悴，沒有一點「生氣」，問他發生了甚麼事。

「醫生，你不用再説些甚麼了，之前的醫生已告訴我只可以等，沒甚麼方法醫治了，我不想再受一次打擊。」醫生乙仔細的分析了Alex的病情，其實他的腫瘤體積並不是太大，仍可嘗試手術以外的治療方案，於是建議Alex接受導管化療 (TACE)。Alex與太太聽到醫生乙的詳細講解，以及整個療程大致的情形，頓時放心了不少，感覺就像從絕望的深谷看到一線曙光。

誠然，Alex接受醫生甲或醫生乙的治療，最終效果可能差不多，但他們截然不同的態度，對癌症病人來説卻有天壤之別。比喻就像一杯盛了一半的水，是半空或是半滿，取決於你從悲觀還是積極的態度去面對。既然病人本身也不想放棄，負責治療的醫生更應積極爭取治療的最佳效果。

事實上，香港醫務委員會的專業守則中，其中一個範疇提及到「Bedside Manners」即「臨床的應對」，並提出了明確的指引，指出「A caring and compassionate attitude is necessary in the art of healing. Doctors should be courteous in their verbal and body language.」大意是醫生關顧病人感受的態度，是促進病人痊癒的必要一環。醫生需要小心他們的説話及身體語言，以免對病人造成任何負面的影響。近年醫科生的課程已加強了與病人溝通技巧的環節，可見醫生與病人的溝通是何等重要！

患癌不只是一個人的事

近期，我們在新聞報道中不時聽到有醫療事故發生，有的牽涉醫療失誤、有的關乎家人控訴醫院未能為病人提供適當的照顧而發生意外，繼而引致死亡。無論在最後是醫院或病人家屬哪一方在訴訟中勝出也好，對各方面已造成了損耗，甚至是不能彌補的創傷。

事實上，不少所謂醫療事故的發生，某程度上與溝通不足有關。例如病人的情況急轉直下，在短時間內離世，家屬在沒有心理準備下未能接受事實，情緒自然十分激動，甚至要控告醫院失職，也不是罕見的事。

在腫瘤科的病房，醫生每每要進行許多生死攸關的決定，甚至面對不少癌症病情的逆轉，足夠的溝通便顯得更為重要。現時，每年的癌症個案大約有二萬二千宗，而因患癌去世的病人數字佔整體的死亡數字大約有三分之一。患癌其實不只是一個人的事，二萬二千個病人，即牽涉二萬二千個家庭，甚至更多的家屬成員。由此可見，如何能適時地將病情告知病人本身及家屬，以及即時對他們提供足夠的心理支援，並不是一件容易的事！

在外國的醫療服務，治療腫瘤有一隊跨學科的專業人員，包括腫瘤科醫生，醫務社工，以至心理學家等提供臨床上的支援。要知道癌症不但影響病人的身體，對情緒及心理方面的打擊也很大。面對摯愛患癌，配偶及家人往往要在心理及生活上作出一定程度的調整，除了要應付醫療的開支外，亦要兼顧生計及分配時間照顧患癌的親人，同時也要憂心病人的治療進度及效果，對身心的負荷很大。

醫務社工的角色，就正好為病人、家屬與醫生之間擔當了非常重要的溝通橋樑。醫務社工不單可為病人及家屬提供心理壓力上的緩解，亦幫助他們在過渡時期，在生活及其他配套上給予專業意見及支援，使他們能更快地適應轉變。在病人病情逆轉的時候，醫務社工更會按個別情況提供輔導，使各方面也能以較正面的方法面對病情發展。

在香港這個壓力城市，醫療服務對病人及家屬的支援可謂十分有限。除了缺乏醫務社工這類專業人員，硬件的配套也追不上實際的需要。一般來說，癌症患者的家人會很着緊病人的情況，因此有時候是一家人來參與討論，但往往要在醫院找一處環境適合的地方，可與病人及家屬一起坐下來商量也不是一件容易的事，很多時候要在擠迫的走廊或病床旁的窄小空間進行，試問這又怎能營造理想的溝通氣氛？

癌症對病人本身，家屬以至社會也具有十分大的影響。面對癌症個案一直攀升，以及病人及家屬對醫療服務的期望不斷提高的大趨勢下，醫療界是時候全面提升腫瘤科相關的心理輔導服務了。

無價寶

診症室外聽到小朋友開朗的笑聲，令我們一班正在埋頭苦幹的醫護人員，想起今天定必是嘉祺回來覆診的日子了，看來我們又能分享嘉祺帶來的「手信」！

嘉祺是一位只有10歲的骨癌兒童病人，因手術治療要把一隻腳切去，平日要戴上義肢進行日常活動。她在手術後要定期到醫院接受化療，對一般活潑好動的小朋友來說，這可以說是一種折磨，但嘉祺卻可能比成年人還要堅強，不但沒有因自己患病，與其他小朋友的生活不同而鬱鬱寡歡，反而終日掛上笑容，令照顧她的醫護人員，也被她積極樂觀的態度所感染！

嘉祺每次回來覆診時，也會帶着一包薯片，用小手喜孜孜地請醫生及護士姐姐吃。對嘉祺來說，薯片是她最喜愛吃的東西，為了表示對醫護人員的謝意，嘉祺願意分享她心目中最喜愛的東西！吃着她餵我們吃的薯片，試問有誰能不動容？現在嘉祺已漸漸康復過來，看到她能快樂健康地成長，對我們來說已是最佳的禮物！

對很多醫護人員來說，長時間工作似是無可避免，但為何他們總好像有用不完的能量呢？除了是一份使命感外，也是病人給予的回應與鼓勵，成為了無形的支持。大家看病時也可能看到有些醫院或診所喜歡將病人的心意咭或小禮物等放在診症室內。大家可能不知道，這些病人的心意，對醫護人員來說可謂是「無價寶」！

以往，曾有些來自新界區的病人在康復後用水草倒吊一隻生雞來送給醫生。雖然現在大家聽來可能覺得很有趣，但對一些較貧苦的病人來說，他們可能在一年中只有一至二次機會吃到新鮮雞，他們已給了醫護人員最好的！

又有一些來自中東的病人，他們在癌症康復後，為表示感激，與聖經中三王來朝的情節差不多，為醫護人員獻上乳香及沒藥。誠然，我們香港的醫護人員收到這些心意後也不知怎樣處理才好，但只要明白這禮物在病人心目中是別具意義的，我們也會十分珍惜！

一件病人親手編織的冷背心、病人小朋友親手繪畫的粉彩畫、病人寄來剛出生的BB照，甚至是在街上偶然碰到時的一個招呼，好像又為醫護人員「叉」了電，有力量繼續工作！

牆邊樹

大家平日有否留意沿着牆壁生長而上的樹木嗎？它們雖然不顯眼，但卻是本港特別的植物品種。它們的生命力極強，且為牆壁起了美化及保護的作用。每次經過這些「牆邊樹」，也不禁令我想起一個年長病人的女兒——Grace。

Grace生於一個小康之家，她性格樂觀，為人熱誠，與她相處過的人也覺得她的感染力極強。作為家中的長女，她一直克守本份。本來想到外國從事藝術工作，但經爸爸說服下，她還是放棄了理想，專心留在家替爸爸打理家族飲食生意。

爸爸有了這位能幹的女兒幫忙，也感到老懷安慰，於是決定逐漸放手讓女兒自行作商業上的決策。

爸爸辛勞半生，現在過着半退休的生活，好不逍遙！他每天也先到公園做三十分鐘運動，然後中午到茶樓用茶，享受人生！

但不知是否他年輕時創業壓力大，常常吸煙減壓，一天可抽兩包煙之多！雖然現在他已戒了煙，但日積月累對肺部造成的傷害已十分嚴重。就在七十歲生日那一年，結果證實患上肺癌。爸爸害怕治療辛苦，因此向Grace說：「爸爸年紀大了，不想太辛苦，還是順其自然吧！」

Grace聽了後十分痛心，於是想盡辦法令爸爸開心，除了想出「計仔」要老父做新業務的顧問，令他有意志力再撐下去外，也着爸爸十分疼愛，但在外國讀書的弟弟回港，與他一同陪伴老父完成所有療程。Grace更時常為他打氣，令整個治療的過程中充滿了歡笑。

不久前，Grace知道爸爸喜歡打麻將，便答應他在完成最後一次化療後，會為他舉行一次「麻雀皇」大賽，並邀請了爸爸多年的好友，家裏所有的親友來參加！當然所有參加者也是裝輸來逗病人開心，爸爸也是「心裏有數」的，但見爸爸整晚笑不攏嘴地與家人朋友歡聚，又「首次」奪得「麻雀皇」的美譽，Grace無論多辛苦也好，也覺得值得。

每次見到病人的子女陪同看病，也不禁令我想起牆邊樹——Grace，她雖然不是醫生，但好像有着神奇的力量，使人的心「重生」。

流動私房菜

王伯是一名鼻咽癌病人，初見到他，從他的身型推斷，便知道他是一個愛吃之人。每次與他傾談時，他總愛提及以往周遊列國嘗盡各地美食的趣聞，但當提及到太太的「拿手好菜」，他更會眉飛色舞，還跟我說笑道太太是她的御廚，而且在他心目中更是「天下第一廚」，引得我也很想試試王太的菜。

由於病情關係，王伯後來要在醫院留醫一段長時間，當然醫院裏的菜餚怎及得上王太的水準呢？因此每次巡房時王伯便跟我說：「醫生，我沒有甚麼嗜好，只有吃美味的東西這一項，你可否讓我出院一回，使我可回家吃一頓豐富的晚飯，或到酒樓大吃點心呢？」

看到王伯的「哀求」，使我不禁也有些心軟起來。當然為王伯的健康着想，不可隨便讓他出院，但腦內又不禁想為王伯想出一個「兩全其美」的辦法。

結果，我請了王太與子女一起來到診症室，一起商討如何為王伯達成願望。大兒子向我說：「其實，自從爸爸患病後，媽媽也很勞累，一方面要每天到醫院照顧爸爸，另一方面也為他的病情憂心。我們作為子女的也覺得很心痛。媽媽一向熱愛跳社交舞，在爸爸未患病前，他們常一起到社區中心習舞，現在媽媽為了爸爸的病，差不多完全放棄了興趣，實在不是太『健康』。因此，經商討過後，我們子女鼓勵媽媽不要犧牲所有私人時間，保持一至兩天到中心習舞，這樣對她的身體健康也有好處。」

聽了王伯兒子的解說後，小女兒突然靈機一觸！「我們也理解爸爸常常留在醫院也是會悶的，既然爸爸愛吃，我們可否為他設計一個『流動式的私房菜館』？意思是倘若要媽媽一個人負責每天的菜式實在太辛苦了，不如讓我們幾兄妹設計一個當值表，每人在一星期中輪流負責烹製爸爸喜歡吃的菜式，以減輕媽媽的負擔。」大家聽了後覺得此方法可行，於是便立刻開始實行。

現在王伯每天也向這「流動私房菜」隊伍點自己喜愛的菜式，見他整個人也開心起來！這樣周到的服務，令我也不禁羨慕王伯呢！

在溫暖的家中去世

不少人與方校長見過面後，也會被她的雍容的氣質，以及她驚人的魄力所懾服。

方校長投入殘疾兒童的復康服務幾十年，視殘疾兒童為自己的子女一般的她，多年來抱着同一理念，就是要殘疾兒童也可以像其他正常的小朋友一樣，擁有健康愉快的童年。這些小朋友每次回到中心，就像回到「溫暖的家」，有方校長無限的愛心去疼錫他們。當年不少受方校長悉心照顧的小朋友已長大成人，他們還會不時約方校長出來茶聚，或傾訴心事，尊她為自己最敬愛的長輩。

近十年，方校長已退休，但對推動殘疾人士的工作仍然是不遺餘力，尤其在藝術及教育方面，她更是事事親力親為。

有一次當方校長正在全力籌備推廣工作時，發現自己出現氣喘的情況，初時她以為是自己太過投入工作的關係，因此並沒有多加理會。但後來咳嗽的情況愈來愈嚴重，且發現痰中帶有些血絲，方校長的女兒知悉情況後感覺不妙，於是便帶她立即看醫生，結果經證實後，原來她已患上了肺癌。

本來女兒要方校長放下殘疾人士的推廣工作，專心在家休養及接受療程。但方校長反而向女兒說：「生命是有限，但我也要在這有限的生命裏，竭盡所能做好這份工作，才算不枉此生！因此我不打算因病而停下工作！」

結果，方校長如常一樣，分配好時間，並沒有因為要接受療程而推卻開會或出外宣傳，醫生及她的家人也一直很支持她，並盡可能在各方面與她配合。方校長的魄力驚人，她好像甚麼事也沒有發生過一般，繼續積極全情投入工作。

後來方校長的病情開始惡化，要留在家休息不可以時常外出，她便召集所有幹事到她的家中開會，一開便是幾個小時。大家見到方校長有如此強勁的魄力，也不敢怠慢，努力工作。

如是者過了差不多半年時間，方校長身體狀況開始轉差，直到離世前的兩天，方校長仍是堅持要在自己的家，在女兒及媳婦的陪伴下，繼續工作及照顧自己的起居飲食。在離去的一刻，所有方校長的親友、學生及在推廣殘疾工作合作了幾十載的同事也來到她的床邊，陪伴方校長直到她安詳地離去。雖然人已去，但方校長那顆熾熱的心，仍長久地溫暖着曾與她一起工作的朋友。

事實上，曾有不少患末期癌症的病人，亦期望與方校長一般，在自己的家中逝世 (To Die at Home)，與親友共度最後的時刻。根據善寧會的統計數字顯示，約有一成半的人希望可在自己熟悉的家中去世，因自己的家可給予病人安全感，減低對死亡的恐懼。另一方面由於病人較熟悉家中環境，因此即使病情惡化也有較大能力照顧自己。奈何地，現在香港的醫療服務在這方面的配套還未發展成熟，希望在不久的將來，所有病人都能真正有此選擇。

如果你知我苦衷

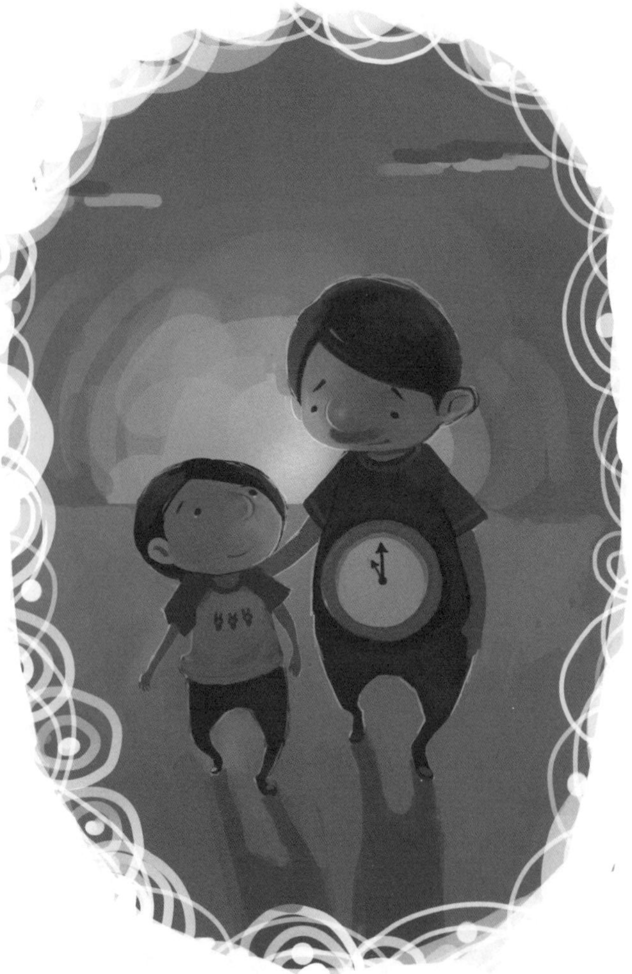

易先生三歲多便從內地來到香港，在社會打拼，經過艱苦經營，終於幹出一番事業，成立了跨國企業公司，每年營業額以億計。可能是自少已習慣獨立，無論有多辛苦，易先生認為一個堂堂男子漢，也不應輕易宣之於口，因此易先生的朋友及員工，常以「鐵男子」來形容他，好像甚麼困難的事，也不容易把他打垮。

易先生現在已六十五歲，但仍堅持要天天上班，打理業務。他與前妻生了五個孩子，再加上現任妻子的四個子女，可謂是一個大家庭。中國人一向忌諱在生時立遺囑，認為意頭不好，易先生也不例外，他有感自己身體尚算十分強壯，且還放不下自己一手建立的事業，因此縱使身邊的朋友已開始安排子女的遺產分配，易先生覺得還未有此必要，把立遺囑的事拋諸腦外。

可是，近來易先生的上腹持續隱隱作痛，特別是在進食後，脹悶的感覺更為強烈。他初時以為只是消化不良，因此沒有多加理會，但後來情況轉差，易先生再也不能忍受，為了不想令妻兒擔心，便靜悄悄地到醫生處進行檢查，結果證實患上了末期胃癌。易先生覺得作為男子漢，又是一家之主，甚麼事也要一人承擔，因此他將自己患癌的消息「封鎖」，一邊接受治療，一邊裝作若無其事，照常上班。

由於食慾不振，易先生開始消瘦，家人也擔心他為何近來體重好像持續下降，他就推說是因為多做了運動所致。後來他開始出現貧血，身體越趨虛弱。一天，易先生終於支持不住，在家中暈倒。家人為此大吃一驚，立即送他入院，才知道原來父親患了末期胃癌。

易先生因為胃癌而大量出血，要輸六包血，且處於昏迷狀態。兩個妻子及九個子女圍在他病榻旁，顯得十分擔心。由於事出「突然」，易先生又沒有交下公司及遺產分配事宜，公司的業務也就陷入半癱瘓狀態。

家人以為易先生不知道自己有胃癌，當易先生甦醒過來時，還害怕他受不住刺激，要求醫生不要告知他病情的真相。當子女們哄父親不要擔心，病情沒有大礙時，易先生終於按捺不住，流下男兒淚，說：「對不起，要你們為我擔心，我怕你們會為我的病而憂心，現在回想起來，我應該早一點告訴你們我患癌的真相，使你們有心理準備才對……」

大家聽到父親的苦心後，也不禁流下淚來。易先生終於解開禁忌，立下了遺囑，妥善安排財產的分配。子女們也向父親承諾，會盡力經營父親的企業。一切安排妥當後，又不用孤獨承受患癌的心路歷程，易先生感到終於可放下心頭大石，反而可更專注接受治療，享受與家人一起的時光。

原來坦誠的溝通，反而可令大家減低不必要的心理負擔！

如何告訴你？

葉先生是泰國華僑，經營食品出入口生意，因此他經常要穿梭香港與泰國之間。由於生意穩定，因此生活條件尚算不俗。為了令剛完成小學的仔仔可以在更靈活自由的環境裏讀書，他與太太商量過後，決定讓他在美國升讀中學。由於不放心他一個小朋友在外，於是便決定由太太伴着兒子，而葉先生則留在香港，並間中飛到美國探訪她倆。

太太連同小兒子每年的住宿及教育費，每年算起來也要超過一百萬，為了令家庭的經濟條件好一點，葉先生擔起了全部責任，努力維持家人的生活質素。經營一盤生意從來是一件勞心勞力的事，儘管自己病了，葉先生仍不敢放假，繼續穿梭各地洽談生意。有時候開會的時間由早上直至凌晨，他可能連上洗手間的時間也欠奉，又因為工作關係經常需要駕駛長途車，葉先生便避免飲水，生怕駕駛途中需要如廁。此外，由於工作壓力大，他每天也要抽起碼一至二包煙，才自覺能紓緩壓力。

最近葉先生覺得好像有點不對勁，雖然他仍然很少飲水，但在會議進行間卻尿意頻密，如廁時總有點「去不清」的感覺，這一兩天，他更發覺有血尿的情況出現，令他大吃一驚，好不容易才在會議間抽出一點空檔看醫生，進行檢驗後，醫生告訴他原來已患上了晚期膀胱癌。

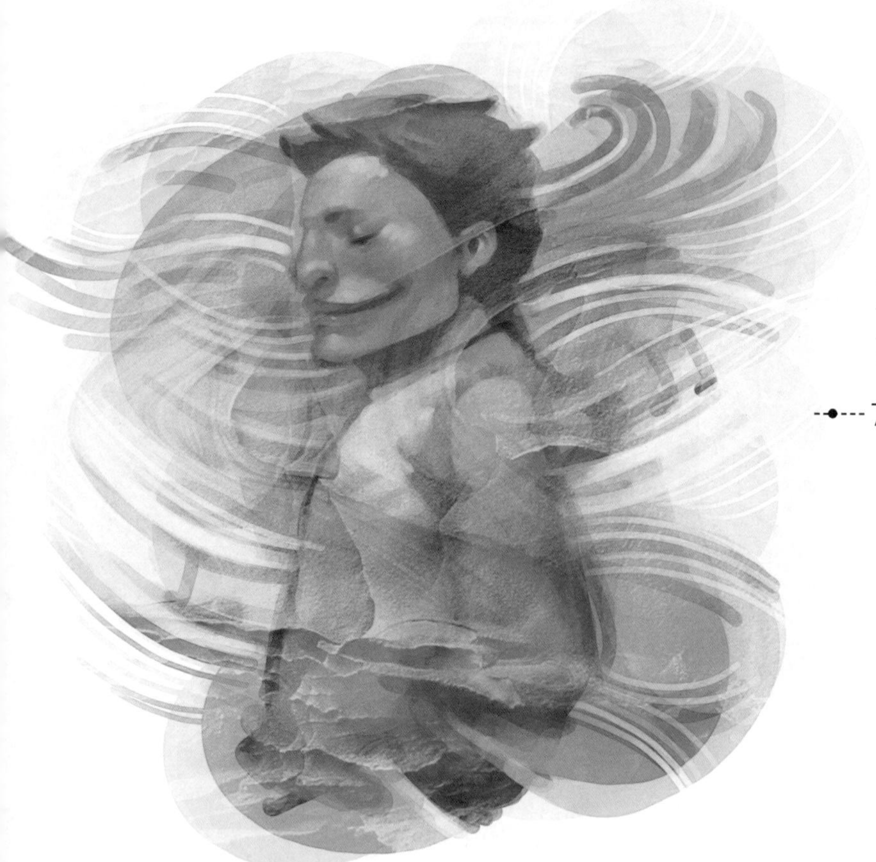

膀胱癌在亞洲人來說，不算是最熱門的癌症，一般在五十歲過後才病發，而以男性患者居多，男女比例約四比一。它的成因未明，但與吸煙息息相關，因香煙中的成分（包括致癌物質），都會滲入血液，再經腎臟過濾成為尿液排出體外，而膀胱作為收集及儲存尿液的器官，與這些物質接觸機會較多，容易受影響而致癌。排尿是身體去除毒素的方法，葉先生不單有吸煙習慣，也不常飲水，因此不幸在四十多歲便患上此症。

葉先生為了不想令妻兒擔心，他將自己患病及治療的事一直隱瞞，更希望在病情未惡化時盡量賺錢安定家計。暑假時太太與兒子一起回港，葉先生仍是三緘其口。由於要與一位大客戶商談合作事宜，葉先生雖然感到身體狀況欠佳，但仍硬着頭皮飛到泰國。

誰想到，在葉先生飛走後第二天，葉太太突然收到醫院的電話，說丈夫在泰國暈倒了，她立即飛到當地，才知悉丈夫原來一直隱瞞了患病的真相，且腫瘤已壓着盆腔及靜脈，形成血栓並上了肺部。她一直守候在丈夫病榻旁，一邊流淚，恐怕丈夫從此再不會睜開眼睛。

過了一晚，葉先生終於張開眼，並抱歉讓太太大驚一場，幸好還算發現得早，才能度過危險期。如能由頭再選擇過，葉先生寧願一早讓太太知道，使家人不會在毫無心理準備的情況下，不知不覺中失去了他。

生命「無限」

每當葉老師回到學校，總受到同儕及學生的熱烈歡迎，可謂是「魅力非凡」。葉老師的性格隨和樂觀，他的教學方法亦十分「另類」，他相信生命感染生命，因此與學生的相處並不限於課室，除了下課後盡量抽空與他們交談，了解他們學業及個人成長的問題外，在課餘時更會主動地訓練學生詩歌朗誦及辯論的能力，並不時帶領學生做義工服務，以及到外地進行學術交流等，目的是透過這些活動來增進學生表達溝通和團隊合作的能力，令他們的成長不要只局限在課本之中，而是能夠放眼世界。教學三十多年來，葉老師一直與學生像朋友般地相處，雖然現在他已準備退休，但已計劃好未來會不時抽空回學校探望同事與學生，與他們保持緊密聯繫。

今年，葉老師剛好滿六十歲，他以往教過的學生，不少已在社會上做事，最近一次舊生聚會中，大家談起葉老師，也嚷着要為他舉辦一個難忘的生日及榮休慶祝會，並召集歷屆的畢業生一起參加，要給葉老師一個驚喜。

在生日及榮休慶祝會的晚上，葉老師怎樣也想不到，竟有超過一百位歷屆畢業生為他慶祝，使他開心得難以形容。大家請他到台上説幾句説話時，葉老師向大家公布了一個「驚人」的消息：「看到你們各有成就，我感到十分欣慰，也十分感謝大家為我這個老人家舉辦了這個難忘的生日會。半年前，醫生證實我患上了晚期肺癌，並開始了標靶藥物的治療，成效良好，因此大家不用為我擔心，我也不會放棄，你們有活動時，記住要『預』我一份呢！」

大家聽了這消息後，頓時不知怎樣反應，葉老師看來還是那麼精神奕奕，又怎麼似是患了癌症呢？葉老師說由於近來常出現氣促問題，運動時總是感到力不從心，最近到醫生處進行檢查時，在肺部竟發現了腫瘤，且已出現擴散迹象，令一向沒有抽煙習慣的他感到大惑不解。後來，醫生解釋說他患的是肺腺癌，特點是與抽煙並無必然關係。由於現時治療肺腺癌可用標靶藥物，成效也十分顯着，且沒有明顯的副作用，葉老師便決定積極接受治療，並堅持與以往一般，不時與朋友學生相聚，不會把自己困在患癌的消極情緒中。

他還告訴大家，他醉心英語演講，每星期也會到英語演講會 (Toastmasters Club) 與其他參加者交流切磋，自從證實患上肺癌的半年來，已贏得不少本地聯賽及國際獎項，戰績彪炳。他沒有因患癌而放棄上星期在新加坡舉辦的國際賽事，更在比賽中再次奪魁。儘管葉老師身懷惡疾，但仍能樂觀積極面對病情，令在場所有的人，無不表示佩服。

事實上，不少晚期患者也與葉老師的例子一樣，在「有限」的生命及身體狀況下，活出「無限」的精彩。身體健康的我們，可有比下去的感覺？

一家人「做冬」的幸福

對很多家庭來說，一家人「做冬」可能是最平常不過的事，但對於葉太太來說，可能這是一個「奢侈」的期望。由於丈夫早已去世，葉太太惟有擔起家庭的重擔，身兼父職地照顧三個年少的子女。

丈夫離去前並沒有留下太多的金錢，面對單位租金急升，子女入讀中學後學費及生活費驟增，葉太太只好在夜間兼職，擔任夜校教師以幫補生計。她咬着牙關，為的是希望能為子女提供較好的生活，但想不到這樣竟令她失掉與子女相處的寶貴時間。隨着子女步入青春期，行為上也漸趨反叛，葉太太在晚上下班後希望與他們談天，孩子們卻採取不瞅不睬的態度，使葉太太感到相當無奈。

現在，子女已長大，並成家立室，葉太太也終於可以退下來，享受退休生活。他們都搬離了「老家」，每逢節日，子女也推說工作太忙，不能回家過節，一家人可以聚在一起的機會，已不知多久沒有出現，令葉太太倍感孤單。

幾個月前開始，葉太太開始感到背部疼痛、乳房出現硬塊，乳頭也流出了異樣的分泌物，她想起朋友剛好有此情況出現，後來證實是患上乳癌，令她十分擔心，於是便立即前往醫生處檢查，不幸地，化驗報告結果顯示她已患上晚期乳癌，並已轉移至胸脊，慶幸腫瘤荷爾蒙受體呈陽性反應，接受口服荷爾蒙治療後，情況很快便穩定下來。

葉太太不想加重子女的心理負擔，決定不讓他們知道她患癌的事實，只是默默地接受治療。冬節（至）將至，中國人的傳統是「冬節（至）大過年」，葉太太很希望子女能回家陪她吃一餐飯，便預先想好了他們喜歡的菜餚，並逐一打電話給他們。可是，得到的回應仍是十分冷淡，「我不知道有沒有空……」、「公司有project要趕……」、「要回太太娘家吃飯……」，葉太太不禁流下淚來，子女們可能不知道，到有機會所有家庭成員聚在一起時，她卻可能已不在……

就在做冬前的兩天，小女兒回到家中拿回一些信件，剛好母親正在午睡，她打算拿了信件後便離去。小女兒突然發覺桌子上放着母親的醫學報告，及一些電腦掃描的影像，細看之下，才得知母親原來已患上晚期乳癌，且自己一個人面對治療已有半年時間。她知悉後首先的反應是大嚇一跳，隨之而來的是一份強烈的內疚感，原來母親為了不想令他們擔心，自己承受了那麼多，他們竟連回來陪她吃一餐飯也做不到！！！

她立即把消息告訴了兩位哥哥，他們的反應與妹妹一樣，為了給母親一個驚喜，他們約好了一同回家，並訂了母親喜愛的餐廳，與她一起過冬。葉太太多年來已沒有試過這樣開心，一家人終於可「齊齊整整」地聚在一起過節！

晚飯後，他們告訴母親他們已知道她患癌的事實，並向母親誠心致歉：「媽媽，我們向你承諾，決不會再讓你獨自面對癌病，我們會時常陪在你身邊的了！」

聖誕節的禱告

聖誕節是普天同慶的節日，不少朋友會趁機與家人朋友相聚，共度佳節。但對於文偉與Mable來說，聖誕節卻多添了一份「特別」的意義。今年聖誕，是Mable與文偉結婚一週年，對他倆來說，新婚的這一年，經歷可謂殊不簡單！

文偉才四十歲出頭，如一般年青拼搏的男士，由於工作表現出色，剛獲晉升至銀行的主管階層，前途可謂無可限量。他有一個共同生活了十一年的女友Mable，雖然本來已早屆適婚之年，但文偉為了專注事業，一直將婚事拖了又拖，Mable已不知多少次被母親催迫結婚，但也只好默默在文偉身旁守候。

去年年初開始，文偉一直感到有胸悶感覺，並偶有咳嗽，但想到不久後要到新加坡總公司開大會，是表現自己的好時機，因此便沒有多加理會。誰想到通宵達旦地趕好市場推廣計劃，竟在上機前的幾天，文偉在公司工作至深夜時，突然在洗手間咳出血來，令他大吃一驚。Mable知道後，十分擔心男朋友的健康，儘管文偉仍是以不想影響工作為由而拒絕看醫生，但在Mable及家人「命令」下，仍在上機前被「捉」去作一個詳細身體檢查。

文偉在新加坡期間，咳血的情況漸趨嚴重，他深感不妙，更因此而影響了他presentation時的表現。回港後，Mable立即陪他看檢查報告，結果證實文偉患上了晚期肺癌，這突如其來的惡耗，頃刻間令文偉的世界像塌了下來似的，莫非多年來努力工作的成果，要因為患了癌症而要毀於一旦？

由於病情嚴重，醫生建議文偉要合併化療及標靶治療，他也因此要暫時放棄工作，令他十分沮喪。儘管Mable的母親勸女兒說：「你還是離開文偉吧！他患了絕症，沒有甚麼前途的了，而你又這麼年青，難道要照顧他一輩子嗎？」Mable卻一直對文偉不離不棄，時刻陪伴他接受療程，並鼓勵他重新振作。

經過多月的療程後，文偉的病情終於穩定下來，Mable才可鬆一口氣。文偉對Mable心存感激，想起自己在健康時不懂珍惜她，還借故把婚事一拖再拖，內心有一種強烈的內疚感。共同生活多年，文偉想到要給女友一個正式的名份，及留下多年工作的積蓄給她，可是每當想到自己患癌，他又害怕日後不能好好照顧Mable，心裏矛盾不已。誰知道Mable竟主動向文偉說：「不如我們結婚吧，那麼我便可更體貼地照顧你了！」文偉聽後，不禁流下了男兒淚，把Mable擁入懷中好一陣子，仍不知如何表達感激之情。就在去年聖誕節的那一天，文偉終於脫離王老五生涯，與Mable一起步入教堂。

現在，回想起一年前婚禮的點滴，以及這年來共同對抗癌病的種種經歷，文偉與Mable一起緊握着對方的手，向上天誠心祈求，讓他們倆能以後一起度過每一個聖誕節……

天賜良緣

典型單身貴族Eliza，由於喜歡喝紅酒，因此也以此興趣作為自己的職業，幾年前在中環區開了第一間洋酒店。Eliza別具生意頭腦，她成立了一個「嚐酒會」，使喜愛喝洋酒的朋友能在她的店舖聚在一起，交流飲酒心得，她又可與顧客保持緊密聯繫。現在，Eliza的生意越做越大，已發展至三間分店，還成為不少高檔食肆的指定批發商。

Eliza雖然已差不多四十五歲，但由於大部份時間也忙於工作，並經常要飛到法國、澳洲、加州及西班牙等地的酒莊採購洋酒，儘管仍希望找一個終生伴侶，但生活急速的節拍，令她難以找到合適對象。

新的一年將到，Eliza望着手上的「帳簿」，回顧一年以來的生意額，感到十分滿意。她決定在新年期間到法國的酒莊洽談生意後，在當地一間度假式酒店休息幾天，給自己充充電，放一個悠閒的假期。

在飛往法國十多個小時的旅途中，Eliza感到混身疼痛，令她在機上也不能好好睡一趟。她初時以為只是自己過去多月太過勞累，下機後便提醒自己要放下工作，讓身體得到適當休息。在酒店度假期間，Eliza邂逅了一位從美國飛來的洋酒商Joe，大家傾談時感到十分投契，雙方也留下良好印象，協議繼續以電郵保持密切聯繫，Joe還說會在短期內飛到香港，與Eliza見面。朋友們不但替Eliza開心，也為她感到着急，紛紛陪她買衣服及化妝品，為她裝扮起來。

Eliza一方面為Joe的出現感到十分開心，另一方面卻暗自擔心自己的健康。不知為何，她在法國逗留期間至今，骨痛的情況好像一直沒有甚麼改善。她決定要待Joe來港之前，進行一次詳細的健康檢查，好讓自己能夠安心下來。

經過正電子掃描(PET scan) 後，發現Eliza骨痛的原因，是由於患上了肺癌，且腫瘤已擴散至骨骼所致。Eliza一面茫然地聽着醫生的話，心情久久不能平復。想起Joe還有一星期便來到香港與她會面，那該怎麼辦才好呢？醫生安慰她不用太擔心，她是患上了亞洲非吸煙女性常見的肺腺癌，可接受口服標靶治療，現時不少女性患者，都對治療有良好反應。

Joe終於來到香港與Eliza會面，他們一起度過了快樂的時光，Joe還十分有誠意地談到大家的未來。Eliza終於鼓起勇氣，在Joe逗留香港的最後一天，向他訴說自己患癌的事實。

Eliza已有心理準備，以後未必再能見到Joe。誰想到Joe一星期後再回港，還向Eliza說會經常回港陪她接受治療。Eliza十分感動，Joe的支持，給了她無限的動力，使她能積極接受療程。Eliza治療比預期中理想，服食藥物兩星期後，骨痛的情況已大有改善，反映病情已受到控制，她不久後更可如以往一般，飛到各地出差。

現在已過了差不多一年時間，由於新年將到，Joe與Eliza決定再次回到他們相識的酒店一起慶祝。Eliza懷着興奮的心情，乘飛機往法國與Joe會合，想不到 Joe已在機場拿着一大束鮮紅的玫瑰花，還有一隻閃爍的求婚戒指……

愛妻號啟航

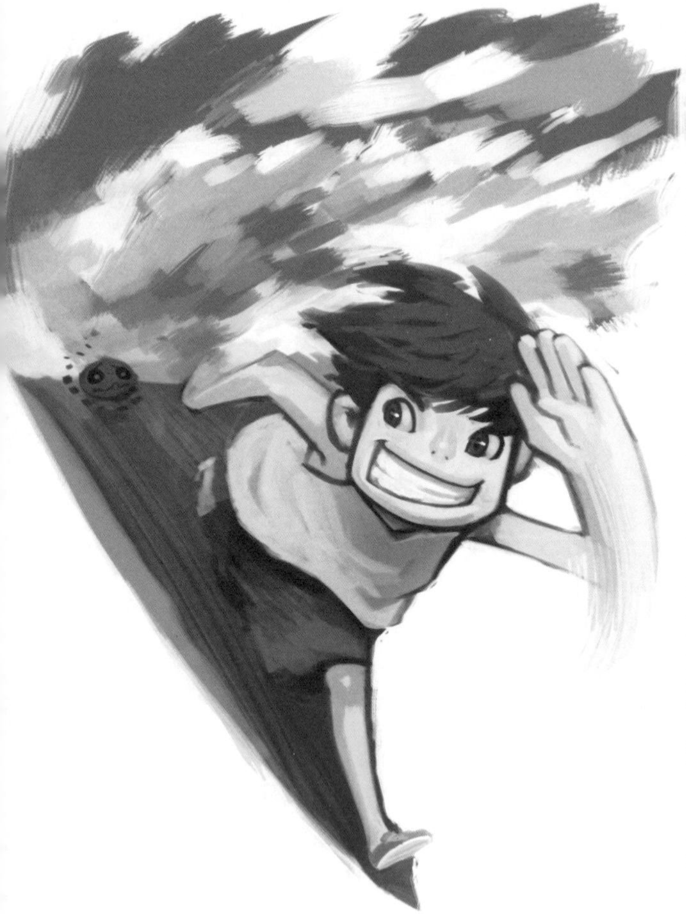

城中的優皮一族Sam，可能出身自水上人家的關係，長大後亦以此為職業。他擁有一間屬於自己的造船公司，主要業務為客人建造及維修遊艇。Sam常有感香港人生活節奏太緊張，因此在閒時喜愛駕着遊艇，與妻子及小兒子四處到寧靜的海灣，享受大自然。

Sam從小已教小兒子用木塊造小船來玩，他也十分喜歡跟父親一起到船廠工作，學習修補船艙。Sam 更有一個願望，就是給自己建造一艘遊艇，並以妻子的名字命名，在十週年的結婚紀念日時，給妻子一個驚喜之外，一家人還可駕着它到遠洋探險。

Sam以此為目標，還找來小兒子幫忙，在假日時不停趕工，小兒子也答應爸爸會保守秘密。距離結婚紀念日還有三個月，遊艇的主要部份已建造好，Sam與小兒子也感到十分興奮，想到妻子驚喜的樣子，Sam便更加努力地趕工。

由於天氣開始轉冷，向來有鼻敏感、鼻竇炎的Sam，這陣子發現自己的鼻涕及痰涎常帶有血絲，自忖可能是鼻敏感發作所致。他經過一般鼻敏感治療後，情況仍沒有好轉，還漸漸發現有一邊耳朵耳鳴，面部亦出現痺痛感覺。為了不想影響造遊艇的進度，他向專科醫生求診，希望可盡快康復。醫生覺得Sam的情況不像簡單的鼻敏感發作，而是典型的鼻咽癌徵狀，因此建議他接受驗血、照X光、內窺鏡及活組織切片等檢查。化驗結果證實Sam患上了鼻咽癌，而且腫瘤已侵犯顱底骨及影響顱底神經。

原來鼻咽癌的遺傳性很高，在香港大概百分之七鼻咽癌病人都有家族史，如家人曾有此症，年青一代患病的機會亦偏高，發病年齡亦趨向年輕，此外「水上人」的發病率亦發現較一般人高，而Sam的爸爸，便是因為鼻咽癌而離世。

Sam患癌的事實，對妻子及兒子也是一個重大打擊。但Sam眼看目標已近，為了要完成自己的願望，他一邊積極接受化療及同步放化療的療程，一邊繼續保守秘密，完成遊艇剩下的工程。一天，當Sam不在家時，小兒子很擔心會失去爸爸，於是忍不住告訴媽媽說：「媽媽，我與爸爸有一個祕密，本來應承了他暫時不告訴你，但我很擔心爸爸是否可捱得過去……我們其實正在造一艘遊艇，爸爸說要以你的名字命名，在結婚紀念日時送給你，我們已努力了將近一年呢！」

Sam回到家時，看到妻子的眼水汪汪的，以為她又為自己的病情擔心。誰知妻子已忍不住摟着他說：「兒子擔心你的健康，已透露了你造遊艇給我的事。但你是否知道，我寧可你專心的接受治療，不要太操勞，使你可早日康復，永遠在我們的身邊呢！」Sam望一望在旁的兒子，小兒子惟有鬼馬地伸一伸舌頭，以掩飾他泄露秘密的「惡行」……

在家人的支持下，Sam經過了四至五個月的積極治療，腫瘤已完全消退及很快康復，船廠的同事也落力地幫忙Sam完成新遊艇餘下的工程。為了慶祝抗癌成功，儘管已過了結婚紀念日，Sam決定了要完成心願，把「愛妻號」送給太太，還特地與家人及同事舉行了一個開心的「下水禮」。這刻，Sam駕着新遊艇與妻兒再度啟航，一同遨遊海上，再次享受藍天碧水，年多來造遊艇及治療的種種辛苦，好像已隨風而去……

辦年貨

農曆新年將到，相信不少朋友已開始辦年貨。現代人生活繁忙，對於辦年貨的概念，好像離不開到店舖買東西，如海味、糖果或糕點，務求以最快捷的方法預備新年食品。可是，我們的上一輩卻不大相同，大家在孩子時期有否嘗試過為婆婆搓麵粉，親手做油角、煎堆的經驗？傳統以來，中國人也十分着重一家人聚在一起過新年，俗稱「團年」。寒冬下，北方人更愛與家人聚在溫暖的廚房裏，一面做餃子，一面與親友分享過去一年曾經歷的人生點滴，閒話家常。

原來，一家人能夠「齊齊整整」地一起過年，並不是理所當然，能夠吃到親人為自己製造的賀年食品，更是幸福，以下便希望與大家分享一個幸福的例子……

新年將至，葉婆婆也像不少長者一般，十分着重過年的傳統習俗。她親手做的賀年食品金錢圈「糖環」，更是「家傳之寶」。「糖環」顧名思義是一個圓形銅錢狀的糖圈，寓意圓滿甜蜜的意思。製作過程十分考工夫，葉婆婆先要把麵粉、糖，再加上生雞蛋混合「發」成糊狀，再用銅製的金錢型模具壓製，沾上一點粉漿，然後放進滾油裏炸至金黃色。糖環吃起來時很香口鬆化，十分美味。每逢新年葉婆婆製作糖環時，子女及孫兒們也不禁在廚房門前徘徊，急不及待要吃一個熱呼呼又美味的糖環！

回想十九年前，葉婆婆剛好五十歲出頭，在中秋節前夕，發現面部近耳朵前端有腫塊，後來

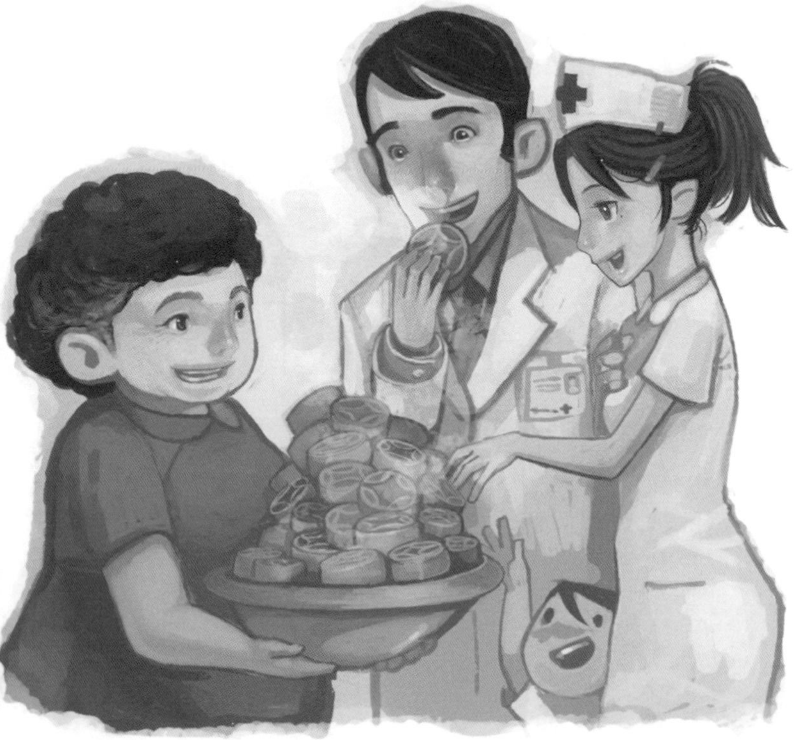

看醫生後證實患上了腮腺癌。腮腺癌在本港不算普遍，每年約有數十宗新症，一般成因不明，與吸煙或飲食習慣無關。腮腺瘤大部份屬良性，初期病徵不明顯，但部份病人可摸到面部近耳朵前端有腫塊。幸好葉婆婆發現時尚在癌症早期，腫瘤並沒有影響面部神經，手術後婆婆接受放療，康復進度理想。

很快又到新年，葉婆婆即使在治療期間，也惦念着要製造糖環，為家人在新的一年帶來好兆頭，葉婆婆還希望做多一些糖環，以答謝悉心照顧她的醫護人員。可是，子女們看見母親病情剛好轉，不想她操勞説：「媽，我們不想你辛苦，不如養好身子才再做吧！」葉婆婆唯有聽子女的説話，但由於做糖環的習慣已有幾十載，令她常感到忐忑不安，整整一年也放不下此心事。

如是者又過了一年，葉婆婆已完全康復，但子女們不希望媽媽辛苦，本想勸她不要親手做糖環，但葉婆婆苦着臉説：「孩子，我做糖環的習慣已有多年了，上年沒有機會製作，整年也感到好像若有所失。我能活到今天，實在很感激醫生護士的照顧，我真的希望能親手做些賀年食物送給他們，以代表我的一點心意，你們讓我這老人家圓了這心願吧。」子女們看見媽媽這樣堅持，也不再阻止她，還一起幫葉婆婆搓麵粉呢！

事實上，對於臨床腫瘤科的醫護人員來説，收到病人的小禮物，例如心意卡，當然感到十分欣喜，但最開心的，莫過於每逢節日收到病人親手製造的心意，如端午節的糭子、復活節的朱古力及新年的煎堆、還有葉婆婆的糖環等，因為這不單是一份珍貴的禮物，還意味着病人已治癒，可回復昔日健康愉快的生活，試問世界上有甚麼禮物比這還更有意義呢？

兄弟情

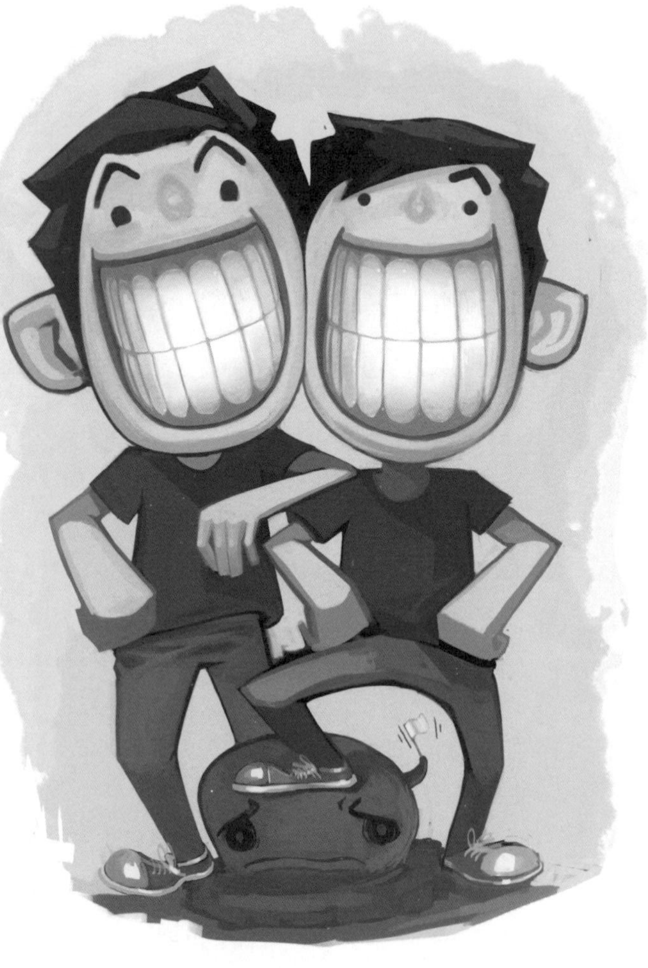

我們常道「人生得一知己，死而無憾。」事實上，一生中能有一些好朋友，與自己分享喜與憂，在難關時互相扶持，並不是一件理所當然的事。今次故事中的兩位主角，Patrick 與 Eric，便可謂是一對難兄難弟。

Patrick 與Eric 是由小玩到大的好朋友，他們情如手足，感情十分要好。每當人生有任何重大決定，如選擇大學以至事業，他們也會互相給予意見。他們的友情，始於小學時代。那時Patrick的性格較為內向，因不善辭令，常被同學欺負。不知為何，Eric與Patrick特別投緣，每當Patrick被同學戲弄時，Eric也會替他出頭，兄弟之情便從此建立起來。

男士一向習慣把煩惱埋藏在心底，Patrick內向的性格，更使他愛以飲酒及抽煙來消滅煩惱。近年，他對進食興趣愈來愈低，原因是他覺得吞食物時很辛苦，好像有食物卡在喉頭的感覺一般，有時甚至感到胸口痛楚。

這次Patrick與Eric相約出來聚舊時，Eric驚覺Patrick消瘦了許多，問他是否正在減肥？Patrick說：「我不是刻意減肥，只是吃東西時食物被嗆着，即使吞流質食物亦會出現相同情況，因而吃少了吧。」Eric聽後感覺不尋常，催迫Patrick去看醫生作詳細檢查。Patrick起初還是不太願意，但也只好聽Eric的話。

經醫生詳細診斷後，原來Patrick的吞嚥問題，是源於食道內的腫瘤。由於腫瘤阻塞食道，令他吞食物時倍感困難。Patrick長期吸煙及嗜飲烈酒的習慣，可謂是患上食道癌的元兇。雖然外科手術切除食道是常用方法，但由於Patrick的癌細胞已擴散至縱隔淋巴，因此不能進行手術，醫生建議他以化療及同步化放療來進行治療。

Patrick起初不能接受自己患癌的事實，意志十分消沉，還因此而逃避治療。Eric不忍心見到好友這樣放棄自己，他特地暫時交低生意給親人打理，親自陪Patrick到醫院接受治療外，還着妻子烹調一些營養豐富的湯及粥，使Patrick能有足夠的抵抗力抗癌。醫院裏的醫護人員每次見到Eric陪Patrick 來接受治療時，也會感到很好奇地說：「女士陪朋友來覆診我們見得很多，如你這麼細心的男士來陪朋友治療，可謂是難得一見呢！」

為了增加Patrick抗癌的鬥志，Eric更答應他在完成療程後，會陪他一起報讀私人飛機駕駛課程，以圓他兒時的夢想。Patrick很感激Eric為他默默所做的一切，不知如何多謝他才好。誰知Eric向他說：「我這樣照顧你其實是出於自私的心，因我不想失去一個難得的好兄弟呢！」說罷，兩人也忍不住大笑起來！

生女好命

俗語有云：「生仔好聽，生女好命」，不少父母也覺得女孩子天性較為顧家及孝順，而希望生個女兒。Linda 也不例外，而上天也彷彿聽了Linda 的禱告，賜給她兩個孝順女兒。雖然女兒已長大成人，但她們之間可謂無所不談，連選擇男朋友，兩姊妹也會先徵詢母親的意見，閒時更會陪伴母親逛街購物，過時過節也定必與她一起慶祝，相處如同朋友一般，十分融洽愉快。

Linda向來注重健康，每年也會做身體驗查，由於她的母親因為乳癌在五十歲左右便離開人世，因此她對自己乳房的情況特別敏感，更會不時作自我檢查。數月前驗身報告才說一切正常，但最近她洗澡時，卻摸到自己右面的乳房好像有硬塊，兩個女兒得悉後，更擔心媽媽也像外婆一般患上乳癌，於是二話不說便帶Linda到醫生處接受詳細檢查。

經Mammogram及超聲波乳房檢查後，發現Linda的乳房有陰影，醫生建議她接受進一步乳房組織切片檢查，結果證實她患上了早期乳癌，幸而癌細胞未擴散至淋巴，還適合接受乳房局部切

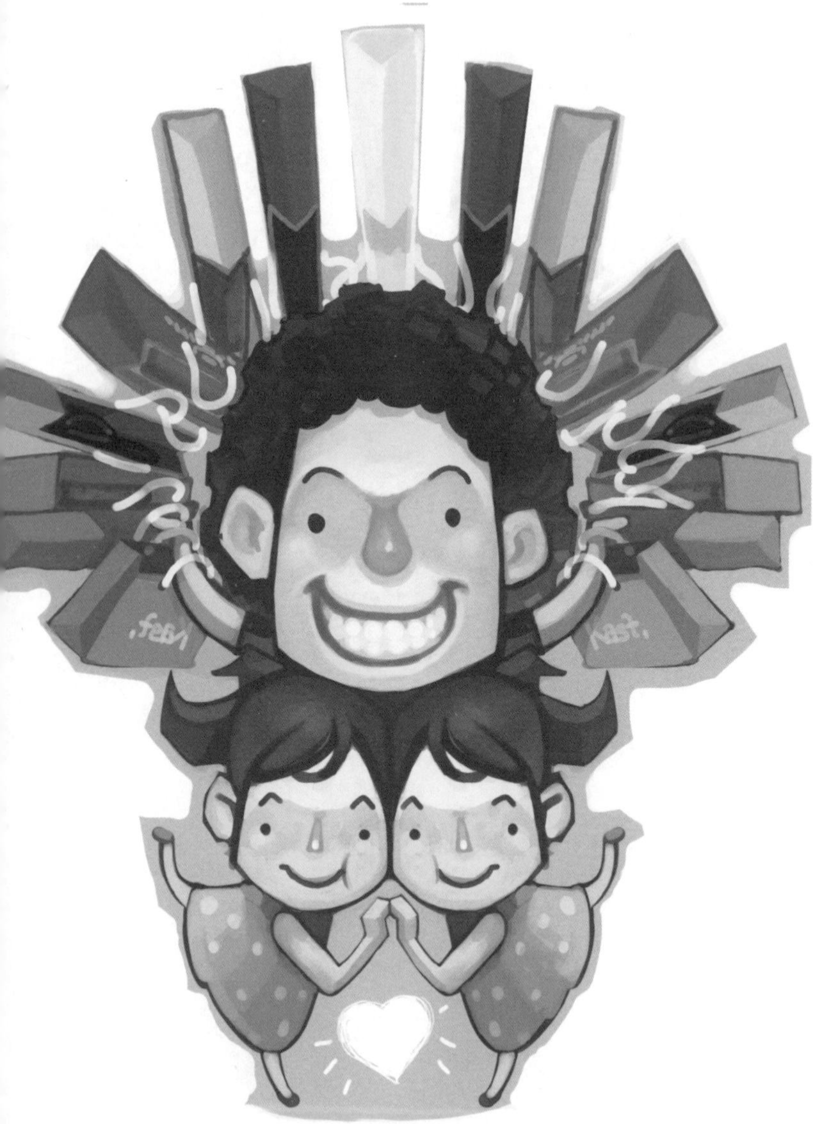

除手術，以保留乳房的外觀。可能是由於過去曾有照顧母親的經驗，Linda 似乎對患上乳癌的事實早已有心理準備，也很清楚治療的步驟，看到女兒淚流滿面，她反過來安慰女兒說：「你們不用為我擔心呢，幸好我時常留意自己的情況，癌症尚算發現得早，看來你們還要繼續陪我逛街買東西呢！」

Linda在手術後聽了醫生的建議，再接受化療及放療，以徹底消滅體內的癌細胞。兩個女兒也十分緊張照顧Linda，每次也定必陪她到診所注射化療藥，為了逗媽媽開心，她們更會預先買一些Linda喜愛吃的朱古力，待她完成療程後陪她一起吃。Linda有兩個這麼孝順的女兒，不禁令診所內其他病人，甚至是醫生護士羨慕非常。醫生更打趣說：「Linda，看來你兩位千金，才是你真正的靈丹妙藥！很多夫婦本來打算生一個男孩子，但看到你的女兒這麼孝順，想都會改變主意了。」

Linda的康復進度理想，完成療程後，已可與女兒到外地旅行，舒展身心。經過這一次患癌的經歷，母女之間的感情更為緊密，由於有家族史的傾向，Linda的兩個女兒也更重視身體的健康，定期到醫生處作乳房檢查，更下決心在忙碌中抽時間做運動，以鍛鍊身體。她們還向Linda說：「媽媽，我們要比你更健康呢，要不然，由誰來照顧你呢？」

愛的力量

隨着生育率下降，小朋友更好像特別得到家長或社會人士的疼愛。在香港大學瑪麗醫院臨床腫瘤科工作的醫護人就有一個共識，凡是患了癌症的小朋友，或不幸患癌但仍要照顧孩子的成年病人，回醫院治療及覆診時也會盡量優先處理，這除可減低他們身心的負擔外，也可藉此加強對小朋友的照顧。事實上，這無形的「政策」，好像得到了其他癌症病人的默默體諒及支持，門診部洋溢着濃濃的人情味。

這次Miranda 回來治療時，如往時一樣表現焦急，看來她定必是趕着回到特殊學校，接女兒下課。四十多歲的Miranda，是一位體型瘦削的女士，但細小的肩膀上，卻擔起了照顧一家人的重擔。她可謂是一位「二十四孝」母親，對於十多歲智障的女兒，無論起居飲食，以至為女兒溫習及編織毛衣，也從不假手於人，事事體貼入微。

在幾個月前的一個早上，Miranda正在為女兒弄午餐飯盒，準備送她上學之際，突然流下鼻血來。剛好天氣轉涼，Miranda以為只是乾燥偶爾流鼻血而已。可是，往後幾星期，Miranda開始出現鼻血在鼻腔後倒流的情況，看普通家庭醫生後，覺得病情不輕，將她轉介至臨床腫瘤科進行詳細檢查，結果證實患上了早期鼻咽癌。

還記得初期來腫瘤科看病時，Miranda情緒顯得十分低落，有時候更會在候診室內突然飲泣起來。醫護人員以為她擔心自己的病情，也會不斷安慰她。往後每當Miranda 回來治療時，也好像神色匆匆的，接受療程期間，會常緊盯着牆上的鐘，更不時問她何時才能離開，令醫生護士感到大惑不解。

後來Miranda與醫護人員建立了友誼，才道出箇中原委：「最令我放不下的，其實是智障的女兒，如我不在人世，我的女兒會怎樣呢？我一定要康復，一定要活下去！」

醫護人員，以至其他病友，知道Miranda在患病時仍要肩負照顧女兒的責任後，也顯得十分體諒。每當她回來治療時，大家也會讓她優先，使她能趕及到市場買菜及接女兒下課。儘管治療的副作用令她的咽喉患上了黏膜炎，但為了女兒，她也咬着牙關，堅持要完成療程。病友們不時為她打氣，如偶爾Miranda趕不及接女兒放學，他們更會伸出援手，令Miranda十分感動。

經過八星期的治療後，Miranda再接受內窺鏡、掃描及驗血檢查，大家也為她感到着緊，幸好化驗結果證實腫瘤已完全消退，令Miranda及醫護人員終於可以鬆一口氣！六星期後，Miranda 覆診時更帶了女兒到門診部探望病友，還把一張由女兒親手繪畫的心意卡，送給悉心照顧她的醫護人員。

每個病人也有他背後的故事，在臨床腫瘤科工作的醫護人員，每當遇到如Miranda一般的個案，也倍感到任重道遠，因為病人最終能否康復，不僅影響他本人，也直接影響到他要照顧的家人，但也是因為這一種無形的壓力，為醫護人員添加動力，把工作做得更好，更懂得體貼癌症患者的感受。

粵劇情

王婆婆是典型的粵劇迷，她與一班街坊志趣相投，更一起參加了街坊福利會的粵劇興趣班，經常一起交流粵劇唱腔及做手方面的心得，更會不時參與粵劇的演出。王婆婆對粵劇的所有細節均十分認真，無論在服飾，甚至化妝也要一絲不苟。粵劇化妝講求美感，儘管是飾演配角，妝容也要漂亮如主角一般。基於女性愛美的天性，王婆婆在演出前的化妝步驟，從不假手於人。

根據王婆婆的心得分享，原來粵劇化妝十分注重技巧，可謂是一種專門的學問。無論男女角色、年輕或老人的妝容，其實用的化妝品是完全一樣，不同的只是化妝的技巧。演出者的臉猶如一幅圖畫，化妝前首先要把頭髮束起，用片子帽及帶子束緊，接着便是貼眉，用白色濕粉打底的步驟。在眼簾及眼窩部份要塗上胭脂，由深至淺推至面頰，再刻劃眼眉及眼的輪廓，加上眼影及勾勒嘴形，令妝容看起來炯炯有神。最後便是加上片子及假髮，整個面部化妝才算完成。

由於王婆婆工多藝熟的緣故，她化出來的妝容可謂是完美無瑕，因此她已成為眾演員「御用」的義務化妝師。多年以來，她亦是劇團的當家花旦，她飾演帝女花中的女主角「長平公主」，演來絲絲入扣，深獲好評，雖然在社區已作出多次巡迴表演，但每次反應也是相當熱烈，可謂是坐無虛席。

近年，王婆婆更參與了培訓青年人粵劇興趣的工作，希望把這特色的國粹承傳下去。可能是過份緊張的原因吧，這兩個月來王婆婆感到腹部有些脹痛，這星期大便更帶有血絲。子女得悉情況後大為緊張，立即陪媽媽看醫生。診斷結果證實王婆婆患上了腸癌，可幸是癌細胞未擴散，仍可接受手術切除。醫生亦建議她在手術後接受化療，以徹底消滅可能殘餘在體內的癌細胞。

王婆婆樂觀的性格，再加上家人，一班好友以及學生的支持，令她能坦然面對癌症，唯一令她憂心的是，幾過月後便有一個籌備多時的粵劇演出，她擔心化療期間身體會較為虛弱，影響表演水準，於是向醫生說：「醫生，大家為即將來舉行的表演也花了很多心血，表演前夕可否減低化療藥的劑量，甚至停藥一段短時間，使我能應付表演呢？」

事實上，曾有不少病人提出類似的要求，醫生明白病人的憂慮，因此在不影響病情的大前提下，也會按情況盡量配合，使病人可重拾或繼續以往的興趣及生活，維持生活質素。

這天，所有家人、街坊、照顧王婆婆的醫生及護士，都齊集在社區中心的表演場，一起為婆婆的表演打氣。看王婆婆揮灑自如的演出，很難想像她是一位正在接受治療的癌症病人，所有觀賞過她表演的觀眾，無一不拍案叫絕！

兒子的改變

五十出頭的Ken是一位成功的工業家，他刻苦耐勞的性格，使他由一間只有數名員工的電子廠，至現在擁有頗具規模的廠房，員工數目逾千人，公司所生產的電子用品，分銷點已遍佈世界多個大城市。

他白手興家的故事，已成為行內的傳奇，Ken更會不時在商會舉辦的演講會上分享他的創業心得和奮鬥歷程，使不少年青實業家也視他為仿效對象。每年，他也會將部份從生意得來的盈利捐贈到慈善團體及教育項目上，以回饋社會。Ken 擁有成功的事業，唯一令他較為擔心的是，獨生的兒子Roy性格比較貪玩，不太願意耐心學習公司的營運事宜，莫說是承繼父業。

最近Ken到內地公幹時，不知為何，頭痛的情況比往常嚴重，且更有複視及面部麻痺的情況。回到香港後，太太發現他頸部的淋巴好像脹了起來，於是便催促他去看醫生。經過詳細檢查後，醫生發現他是患了鼻咽癌，且病情已較後期，腫瘤已開始侵蝕頭顱骨和附近的神經線，令他有出現頭痛、複視及面部麻痺等情況。

原來鼻咽癌的早期病徵並不明顯，且發病年齡相對其他癌症較為年輕，發病率通常介乎四十至五十歲間，而以男性最為明顯。不少男性患者發病時正值盛年，並攀上事業的高峰期，如Ken的例子，才五十歲出頭，便不幸患上此症。

Ken 不想放棄辛苦建立的事業，也不想令太太擔心他的病情，於是便積極接受治療。

自從他患病以後，兒子處事的態度亦開始有所轉變，由以往自我貪玩的性格，變為更懂得關心家人。在父親休養治療期間，他也開始主動分擔公司的工作，更會請教父親管理的技巧，令Ken夫婦倆大為安慰。

一天晚上，看到父親承受着治療後的不適反應，一向對父母鮮有表達感受的Roy，終按捺不住向父親說：「爸爸，真的對不起，一路以來我只按照自己的意願做事，辜負了你們對我的期望，也不懂珍惜你們給的自由，現在你患病了，我才明白爸爸媽媽其實很疼我，而你們對我更是何其的重要！為了令你能早日康復，我會盡快學習公司的事務，使你不用對公司掛心，有多些時間休息，希望現在努力並不是太遲！」

Ken對兒子的長大感到前所未有的感動和欣喜，儘管治療令他身體感到不適，但他的心裏卻充滿了難以形容的喜悅！

沒有癌病，便不會令兒子有此奇妙的轉變。這幾個月來Roy積極投入工作，他的表演還異常出色，才上手不久，已能代表公司與大客戶洽商，令四周的親人、朋友以至公司的員工，無不感到驚訝！

原來癌症在生命裏的角色，也可以是一個契機，一個新的開始。儘管Ken抗癌的路仍漫長，但一家人能夠緊靠一起走過這路途，便不會感到孤單！

專業陪食團

不少癌症患者因為各種原因，如療程的副作用，或因心情受到影響而導致胃口欠佳，久而久之，便會日漸消瘦，甚至是營養不良及影響生活質素。這情況讓不少家人，還有醫生也感到擔心，因為長此下去，可削弱病人的抵抗力，影響治療及康復的進度。記得曾與專門醫治鼻咽癌及其他頭頸癌的香港大學韋霖教授討論過此問題，彼此也十分認同，只要病人在接受治療後能夠下床活動，就要鼓勵他盡量多吃一點，使身體更強壯，才能戰勝癌症。

Maggie是一位語文科老師，她教導的朗誦班，很受校內同學歡迎。閒時，Maggie最愛吃東西，她甚至為此特別上烹飪課，更會不時親自下廚烹調各國菜餚，宴請同事及學生到她的家中一起共享美食。可是在數年前，Maggie於一次身體檢查中，發現自己患上了乳癌，經化驗後，證實她所患的乳癌種類屬HER2陽性，這類患者復發率較高，存活率更僅為陰性患者一半。對於HER2型乳癌病人，傳統化療雖能起一定作用，但治療反應較差，惡化速度也較快，因此不多不少也影響了患者的生活質素。以Maggie為例，她發現患病時腋下的淋巴已有數十粒受到影響。由於治療的副作用，令一向愛吃東西的Maggie，進食時可謂「食之無味」，胃口也隨之而轉差。一年前，Maggie的癌細胞更擴散至骨骼，使她常感到骨痛難耐，這令她對吃東西的意欲也大打折扣，後來更有營養不良的問題。

Maggie的親友及學生，看到她愈來愈消瘦，實在感到十分心痛，想起以往Maggie花了很多心思為大家「添口福」，因此也想盡一點力，希望可令她重拾進食的樂趣。他們為此絞盡腦汁，一起商量後，決定「分頭行事」。首先他們編制好一個「陪食團」值更表，更有專人負責搜羅香港各處特色餐館，每星期由不同的朋友陪伴Maggie到不同的餐館試菜。另一「組」朋友則特地上烹飪課，以便設計營養豐富的菜色，讓Maggie在家中也可以與朋友一邊享受美味的佳餚，一邊與他們傾談，以紓緩療程的壓力。Maggie在朋友的「專業」照料下，果然食慾大增，體重亦逐漸回升，令大家鬆了一口氣！可能由於重拾「人生樂趣」，Maggie也因此而開朗起來，對治療更有正面的幫助。

事實上，「吃東西」對維持癌症患者的體質十分重要。一些營養豐富及較清淡的菜餚，實在多吃無妨。有說「民以食為先」，對於癌症患者來說，此話尤其貼切！

披星帶月的日子

香港大學的教學醫院——瑪麗醫院，坐落在薄扶林道與沙宣道對上的山麓，可謂是醫學界的「少林寺」。瑪麗醫院出名是環境優美，在醫院向數碼港方向遠眺西博寮海峽，可飽覽一望無際的美麗海景。在黃昏時間，斜陽映照在海面上閃閃生輝，而天上的顏色亦由黃色、淺紫色至深紫色，一層層地演變，像是一塊彩色的天幕，就是這樣醉人的景色，令不少人為之而着迷。

對於曾在那裏工作過的醫護人員，其中一幕最難忘的情景，可能是在深宵時月亮映照在海面上的一片銀海。還記得當 Houseman 的日子，每逢晚上收到call，定必是病人有需要或有緊急情況，對於年青的醫生來説，可謂是一種無形的心理壓力。每每經過一輪「急救」工作，病人的情況回穩後，才可以鬆一口氣。那時候經過醫院的長廊，拖着疲乏的身體回到宿舍，也可看到這種「月上中天」的獨特景色。這麼多年來，這怡人的景致相信印在不少醫護人員，甚至是病人的腦海中……

五十多歲的葉太太，八年前被診斷為乳癌，經過化療及荷爾蒙治療後，病情趨向穩定，只需定期回瑪麗醫院覆診。葉太太的丈夫早已過身，且留下了一大筆的遺產，加上兩個仔仔均已長大，且各有成就，使葉太太在治療的過程中沒有特別的心理負擔，她更可謂是眾多病人中對病情十分樂觀的一位。五年前，葉太太的乳癌復發，醫生建議她接受標靶治療，病情又再穩定一段相當長的時間。

後來，葉太太的乳癌惡化，癌細胞已入侵到骨，使她常有疼痛的感覺，需送入瑪麗醫院觀察。起初葉太太也想利用意志力去承受痛楚，但後來痛楚的感覺加劇，醫生要為葉太太注射嗎啡來止痛，而所需注射的劑量更與日俱增，更因而需要長期住院。痛楚的感覺難耐，葉太太感受到生命快要走到盡頭，但每當到深夜，她靠在病房的窗旁望着閃爍的月光投影到海上的景色，不知為何，也能帶給她一種莫名的寧靜感。

這天，兩個仔仔齊集在葉太太的床邊，他們緊張地抱着虛弱的母親，兩眼不停地流出傷心的眼淚。葉太太以柔弱的聲音，安慰仔仔説：「生老病死是人生必經階段，你們不要為我傷心，日後我不在的時候，你們記着要好好照顧自己！我只有一個遺願，就是希望你們能把我的骨灰灑在對着醫院的海峽，使我時刻也能欣賞這美麗的景色……」

兩個兒子完成了母親的遺願，他們後來更在瑪麗醫院附近添置了物業，在這裏望着美麗的夜景，彷彿感受到母親又在他們的身邊……

人間有愛

四川大地震已造成超過九萬人遇難，看到傳媒報道一幕幕震撼人心的災情，令每個香港人也為之動容，大家也在想辦法盡一分力，幫助災區的同胞，而所有捐款或籌集物資的活動，也得到各界大力支持。在災難之中，盡顯出人間溫情的一面，更有不少鮮為人知的感人故事在發生着……

Margaret 是一位退休護士。她一向熱心助人，在教會中負責不少義務工作，更會特意陪伴患了癌症的教友覆診，以行動來支持他們。她教會的好姊妹Carol在不久前證實患了癌症，Margaret不但陪她看醫生，還時常為她準備營養食物。

Margaret有一位與她同樣熱心的親妹妹在四川當義工。在四川發生大地震的那一刻，她剛好探望完妹妹，並已身在成都飛機場的跑道上，準備乘機回港。在起飛前的一刻，Margaret以至其他乘客，也感到突如其來的搖晃，但大家當時沒有意識到這竟是世紀大地震。回到香港後，Margaret才得悉這次地震災情嚴重，她慌忙地聯絡在四川的妹妹，直至知道她安然無恙後，才鬆一口氣。

原來Margaret的妹妹在地震發生時，正在鄉鎮的小學義務教學。在上課期間，她突然感覺到整個地下在晃動，她心感不妙，於是便二話不説着班內的小朋友盡快離開位於三樓的課室，然後沿樓梯走到地下。説時遲那時快，誰知道正在逃生的一剎那，震動的頻率及幅度加劇，嚇得小朋友們都大聲呼叫，有些甚至放聲大哭。幸好能迅速逃脫，他們到達地面後不久，整棟學校也隨即倒塌下來，生命可謂懸於一線。

Margaret陪Carol覆診時，醫生看到她好像有點擔心，於是便慰問她發生了甚麼事。Margaret說妹妹堅持要留在災區，幫忙救援的工作。作為姐姐的她，雖然擔心妹妹的安危，但也盡力在香港籌集物資，以配合救援工作。

醫生聽了後，也希望盡一分力，致電給醫生朋友及藥物供應商，更請自己的護士及藥劑師做臨時統籌，致電到其他有關診所，籌集醫療物資。醫生朋友更提供了不少專業意見，幫忙列出所需的抗生素、消毒包紮物料以及固定骨折的敷料等清單，以便各方籌集物資。

在一、兩天短短的時間內，每一個診所內的醫護人員，也爭分奪秒地救災。平日，在病人診症期間，醫生會盡量不接聽電話，以示尊重。但這兩天病人們聽到醫生接聽電話的談話內容，知道救災重要，也格外有耐性，對醫生接聽電話表示不介意外，也有些更會主動要求改天再來覆診。得到醫生朋友、藥物供應商及有關人士的幫助，醫生很快便為Margaret籌得大量物資，在兩天後直送災區。大家對短時間內能夠有如斯好成績，也感到十分振奮！

今次的天災，儘管失去了很多，但同時可令大家再一次見證人性本善的特質。災難無情，人間有愛，得與失，原來總是相伴相隨。

癌痛難耐？

四十多歲的Stephen，熱愛體育運動，特別是劍擊項目，更是他的至愛，每星期他無論多忙也好，也總會抽空與朋友練習一至二次。可是，這項心愛的活動，在Stephen一年前被證實患上晚期腸癌後，卻暫時不能持續下去。

由於發現腸癌時，癌細胞已擴散至身體其他器官，令Stephen在患癌以後，常常感到身體有疼痛現象。那些痛楚的感覺，好像會在身體內遊走一般，後來癌細胞更擴散至頸椎，令他尤其感到手臂痛楚。這不僅影響Stephen的日常生活，且令他要放下昔日喜愛的劍擊活動，更叫他情緒低落。

原來，不少晚期癌症病人也或多或少曾出現Stephen的情況，有身體疼痛的徵狀，部份是因為癌腫瘤壓着神經線或附近的組織，但倘若感到離腫瘤較遠處的疼痛，更有可能是由於癌細胞轉移或擴散所致。也有一些癌症病人，痛楚部位與癌症發病部位距離很遠但仍有痛楚感覺，有可能是因為感覺到痛楚部位之神經傳導，在回輸往中樞神經時受到癌病變干擾，這便是所謂的牽連痛(referred pain)。此外，有些痛楚的感覺，亦不一定全然與癌症有關，癌症病人與普通人一樣會有頭痛、肌肉疼痛等問題，尤其患病後於治療期間體質減弱，身體缺乏伸展機會，自然會積累疲勞及更容易出現勞損。

Stephen覆診時，醫生看到他愁眉不展的樣子，便慰問他發生了甚麼事。Stephen向醫生訴苦說：「醫生，我身體的疼痛感覺愈來愈強，是否意味着病情日漸惡化？平日由於身體疼痛，我甚麼也不能做，甚至是最喜愛的運動，或與朋友出外聚會，我也完全喪失興趣！」

醫生安慰Stephen不宜胡思亂想，將痛楚與病情惡化劃上等號。反而情緒低落與痛楚程度是成正比的，愈是抑鬱、焦慮，痛楚便可能愈益加劇。為了令Stephen更有效控制疼痛感覺，醫生為Stephen處方了適量的止痛藥，更教導他一些有效控制疼痛的方法：包括留意臥床或坐着時定時轉換姿勢、定時做輕量運動、用冰袋或熱水袋輕敷痛處及用腳踏或矮椅子承托雙腳等，相信都有助Stephen紓緩因長期維持同一動作而導致的疲勞及痛楚。除此以外，醫生更處方了抗抑鬱藥(Anti-depressent) 給Stephen，以助他積極面對抑鬱症。

過去，也有不少病人擔心止痛藥如嗎啡等會導致上癮，寧願強忍痛楚也不願使用，這可謂是不明智的選擇。其實在醫生指導下，止痛藥的使用不會導致病人對藥物依賴，反之若不控制痛症，導致情緒低落，或會減弱患者承受其他療程的耐力 (tolerance) ，直接影響治療成效。近代止痛藥的發展很大，有長效配方外，更有止痛貼（每貼有效可達72小時），而且絕大部份與癌症有關的疼痛都可以有效控制。

在醫生的幫助下，由於疼痛的感覺已有改善，Stephen現在可與家人一起進行一些輕量的運動，且已走出抑鬱症的陰霾，積極面對癌症！

母親的偉大

四

川的大地震，令不少小朋友頓時變成孤兒。在電視新聞中，得知有一位母親，為了保護自己的寶寶，不惜以身體作保護，在生命將盡時，仍以最後一分力，用電話留下一個愛的短訊，讓寶寶知道媽媽是如何的疼愛她。又有另一位母親，除了用自己的身體作為屏障保護出生不久的嬰孩外，在臨終時仍惦記着要給寶寶餵哺。母愛的偉大，實在令不少人也為之感動！事實上，在診所或醫院裏，類似的動人場面，每天也在發生。

Stephanie 發現患上鼻咽癌時，正在美國攻讀航天科技。她的天資聰敏，是大學的高材生，由於是家中獨女的關係，父母對她可謂疼愛有加，特別是Stephanie的媽媽，常擔心愛女在美國不懂得照顧自己，每隔幾個月便會由香港飛到美國一趟，照顧她的起居飲食。

只有20多歲的Stephanie，並沒有想過自己有患癌的機會，因此當發現頸部的淋巴脹起時，也只以為是媽媽常說道的「熱氣」或「痰火核」，而沒有多加理會。直至媽媽飛到美國探望她，「捉」她去看醫生時，才赫然發覺原來這是患上鼻咽癌的病徵。

幸好還算發覺得早，Stephanie的父母立即四出打聽，以期在最短的時間內找到最好的醫生為愛女治病。經朋友介紹下，他們發覺原來香港治療鼻咽癌是全球最好，因此便二話不說帶Stephanie回港接受治療。

醫生首先為Stephanie以化療縮少腫瘤，再用同步化放療，進一步殲滅癌細胞。可是由於放療需針對頸部淋巴，而咽喉就在旁邊的位置，使Stephanie在接受放療療程的後期患上口腔黏膜炎，令進食時出現困難，需以靜脈滴注來補充營養。

媽媽看到女兒的情況，實在十分心痛。「為何我的女兒這麼年輕便要受這樣的苦，我寧願病的是我呢！」每當醫生巡房時，未到達Stephanie的床位，已可從她媽媽的表情反應，隱約知道當天Stephanie的狀況：如Stephanie情況好一點，可以進食及說話，媽媽臉上會帶有笑容，反之，媽媽一定會是愁眉深鎖，甚至是心痛得正在落淚。Stephanie接受療程期間，媽媽可謂是寸步不離的照料她，甚至是比Stephanie休息得更少。不少天下間的母親，也如Stephanie的媽媽一般，視自己的寶寶，比自身的生命更重要！

在醫院接受治療期間，Stephanie在電視上看到四川大地震的情景，得悉直昇機不能降落救人，令不少災民在轉瞬間喪失了寶貴的生命。在患癌期間種種對生命的體驗，啟發Stephanie在康復以後，立志要以自己在航天科技上的知識，運用到救災的工作上。媽媽在床邊耐心地聆聽着女兒孜孜不倦地談論着「未來大計」，知道女兒已逐漸回復狀態。經過三個多月天天憂心女兒身體狀況的緊張歲月後，現在Stephanie的媽媽，終於可鬆一口氣！

愛的禮物

生命有限，但愛的力量無涯，以下是一個關於愛的故事。

Christy是大學的高材生，但她畢業後，不但放棄了進入跨國公司工作的機會，且選擇了與其他畢業生不一樣的路。她從小已立志要投身社會服務的工作，幫助有需要的人。她擅長聯絡及組織活動，因此加入了一個國際救援組織的義務工作，任職聯絡主任。

工作期間，Christy認識了現任丈夫Jeff，他們志趣相投，大家同樣熱心社會工作及喜愛小朋友。因此婚後不久，便生了兩個精靈活潑的兒子。不少父母也會花很多心血培育子女的興趣，如彈鋼琴、畫畫及跳舞等，但Christy他們卻較着重培育兒子對社會的承擔感，因此從小已教兒子要幫助別人，在課餘期間更會帶同兒子與他們一起工作，飛到落後國家進行義工服務，讓他們體驗貧窮國家孩子的生活。

光陰似箭，轉眼間，兩個小兒子已升讀小學，並且品學兼優，Christy及丈夫感到十分安慰。一天晚上入睡前，Chrsity向丈夫說：「我很感謝上天讓我遇到你，又讓我有兩個可愛乖巧的小朋友，再加上一份充滿意義的工作，我覺得現在的生活已沒有任何遺憾！」

可是近來，不知為何，Christy常感到腹痛，起初以為因工作繁忙，壓力較大所致，後來更在腹部位置摸到有輕微隆起的腫塊。Jeff知道後十分擔心，於是立即陪Christy看醫生。化驗報告結果證實，Christy在小腸位置生了胃腸道基質腫瘤Gastrointestinal Stromal Tumor (簡稱GIST)、屬腸癌的一種。GIST是源於一種生長在腸壁上的神經系統細胞。致病成因是身體一個名為C-Kit (CD117)的基因出現突變，中年人士一般患上GIST的機會率較高。不幸地，Christy確診時腫瘤已屬惡性，並擴散至其他器官，接受標靶藥物治療後，癌病已成功受到控制。

Chrsity雖然患癌，但為了丈夫及兩個兒子，她的生存意志力極強，也沒有放棄工作，如常地上班及照顧家庭。Jeff也盡量讓兒子了解母親的病情及講解情況，一家人一起支持Christy，對抗癌病。

一天晚上，當兩個兒子入睡時，Christy向丈夫說：「雖然現在我的病情仍算穩定，但我也想將最好的回憶，留給兒子。我想起以往曾看過一套電影<<My Life>>，內容好似是講述一位專業人士在孩子出生前發現自己患了癌症，他擔心看不到孩子出世，因此便拍下了自己的生活片段，好讓孩子長大後了解到自己的為人及處事方法，我現在正苦惱，有甚麼東西可留給兩個兒子呢？」

兩夫婦商量後，決定為孩子留下一份「愛的禮物」，以愛影響生命。他們決定以兩個兒子的名義成立一個獎學金，助養國內10位孤兒，使他們有機會上學。儘管有一天夫婦倆都會離去，但此舉能讓兒子明白助人的意義。在聖誕期間，他們更帶兒子探訪助養的孩子，一起過了一個愉快及有意義的假期。

生死有期，但「愛」的延續，卻可直至永遠……

活出精彩。

開心快活人

診症室門外又傳來一陣爽朗的笑聲，提醒我今天一定是陳女士回來打化療針了！

「岑醫生你今天看來好像很累，記着要多休息，健康要緊！」陳女士一見到我，便關心地説道。其實這句説話好像應該是我對她説的。接着她到注射室打化療針，不少病人的心情也很難放鬆，因為知道要承受打針後不多不少的副作用，感覺不甚好受。可是陳女士卻能若無其事地與姑娘傾偈，談天説地。看到陳女士這麼積極面對癌症，無論作為她的主診醫生或朋友，也確實感到很安慰！

其實今次已是陳女士子宮頸癌第三次復發，年逾六十的她，經常穿梭中港兩地做生意，白手興家。本來已到收成期，誰料十年前做抹片檢查時卻意外地發現有不正常細胞，後來證實患上了第一期子宮頸癌。幸好還屬於早期，治好的機會也較大。

其實子宮頸癌一般來説往往需要多年時間才會發展成腫瘤。最初是子宮頸內部的細胞開始變化。抹片檢查的目的是在細胞尚未發展為宮頸癌以前，及早發現並防止癌細胞的發生，當然如果癌細胞已經產生，抹片檢查也可以察覺出來。子宮頸癌其中一個普遍發病原因是受人體乳突瘤病毒所感染，因此婦女作定期檢查十分重要。最近，對抗人體乳突瘤病毒的疫苗有突破性發展，估計在青春期少女中普遍使用後，可將子宮頸癌發病率減少百分之七十五。

經過詳細考慮，包括陳女士的年齡、健康狀況、腫瘤的種類和大小，和已否擴散到子宮頸以外部位等因素後，診斷屬宮頸癌的初期，並馬上為陳女士進行放射療法。不幸的是，癌魔牢牢地抓住她不放，令她一次又一次承受復發的痛苦。這十年間，陳女士不斷進出醫院，一般人可能已經不斷怨天尤人，或放棄接受治療，但陳女士卻能樂觀面對。作為他的醫生，眼見她不斷復發，心裏並不好受。陳女士見我有些愁眉深鎖，竟反過來安慰我說：「岑醫生，這是命運的安排，請不用替我擔心！」

她告訴我，這段日子其實她得到的更多，除了更懂得把握與家人相聚的時間，期間她也不斷做義工，還捐款予大學做醫學研究等，出錢又出力，生活十分充實！每一個接觸過陳女士的人，也會被她那股強烈的求生意志及積極的人生觀所感染。有一回她由家人陪伴入院接受治療，負責登記的護士竟問她哪位才是需要入院的病人，令她和家人也啼笑皆非！

現在陳女士的病情已受到控制，並且有良好的生活質素。不少研究亦顯示，癌症病人的心理質素與病情有莫大的關係。保持心境開朗積極，配合醫生的指示接受治療，再加上適當的運動等，都對病情及延長存活期大有幫助。可說一個人的EQ原來某程度上也可操縱生死！

世事常變，癌病是禍是福，其實也可完全由患者自己掌握！

意外收穫

「你們不要管我！由小到大你們都只顧埋首工作，哪有想過我的感受！現在我也不用你們來可憐我！」化療後副作用的折磨，令這位剛三十歲出頭的鼻咽癌年輕病人志偉憤然地向他的父母道出埋藏在心底的怨恨！

志偉生於富裕家庭，是家中的獨生子，父母皆專業人士。從小到大，志偉並不缺乏物質享受。可是美中不足的是，父母經常早出晚歸，陪伴他的日子實在寥寥可數。每次看到其他同學有父母陪伴出席校內活動時，志偉都不禁怒火中燒。久而久之，他學習靠自己和朋友而疏遠父母。從十多歲起，他便不會主動與父母說一句話，令志偉的父母感到十分頭痛，於是便形成越責罵，關係越疏離的惡性循環。

志偉中學時已移居美國，畢業後亦在美國當會計師，與父母的接觸只限於電話聯繫。志偉一直有慢性鼻炎的問題，但有一年鼻血往後倒流的頻率特別高，而且鼻涕及痰涎也帶有血絲。有一天照鏡子時，志偉發現頸上的淋巴結好像腫大了，後來更陸續出現耳脹痛、耳鳴、聽覺減退的問題。

志偉深感情況不妙，由於一個人在外，因此在不甚情願下，還是主動地打了電話告訴了父母。志偉的父母親得悉後十分着急，要求他立即回港求診。

醫生用檢視鼻咽的光導纖維內窺鏡來檢查鼻咽內是否有腫瘤，然後進行驗血、照電腦掃描、磁力共振、正電子掃描及活組織切片檢查等確診程序，後來證實志偉患上了鼻咽癌。由於鼻咽有密集的淋巴引流管通向頸部，所以鼻咽癌擴散的第一個明顯症狀可能是淋巴結腫大。如病人能在此階段及早求診，治癒的機會率很大。倘若腫瘤變大，或已擴散至其他器官如肺部、肝臟及骨骼等，治癒的可能性則會較小。對於那些患有慢性鼻炎或鼻竇炎的人來說，由於鼻咽癌早期的症狀並不明顯而很容易被忽略。

醫生決定為志偉同時進行化療及放射治療。儘管志偉是年輕人，但療程使他脫髮，口腔及喉嚨更感到疼痛難耐，進食固體食物亦有困難，令他常常向父母發脾氣。看見兒子那麼辛苦，父母也感到很心痛，於是便毅然放棄主管級的職位，不分日夜的輪流到醫院「當值」，全心全意照顧兒子的起居飲食。

志偉看在眼裏，兩老為自己每天奔波勞碌，多年來對父母的一股怨恨也不知不覺地煙消雲散。一家人雖然只能在病房見面，但相處交談的時間比過往三十年加起來還要多。當志偉身體狀況稍為恢復時，一家人還會一起去些短途旅行，賺回相處的時間。在這段日子，志偉及他的父母才發覺彼此的重要性，而且心底裏其實也很疼惜對方，只是平日很少表達出來而已！從此之後，人生的優先次序也重新調配了。

誰說癌症一定是噩耗？說不定也會帶來意外收穫呢！

「特種」義工

「醫生，找到腫瘤的源頭沒有？」瘦弱的美儀，以充滿期盼的眼神，緊緊地望着我。頃刻間診症室的一切好像停頓了下來，只餘下時鐘滴答滴答的聲響。「我們已盡力查出那裏才是原發瘤，但似乎比預期中困難，可是，你不用擔心，我們一定會繼續努力。」美儀聽到後好像快要從椅子跌下來似的。我用了比平日更輕聲一點的語調向她詳細解釋情況，也拍一拍她的膊頭，鼓勵她不要放棄。

三十出頭的美儀，年前患上轉移性腺癌，但沒有明顯的原發灶，估計原發點可能包括肺、大腸及卵巢等。美儀接受了化療及放療，初期雖然有明顯療效，但過了一段日子仍有不斷擴散的迹象，這情況令她的丈夫十分憂心。他們可愛的小兒子不知道媽媽患了癌症，還不時用小手摸摸媽媽因腹水而輕微隆起的肚子，天真地說：「媽媽有個大肚腩」，令兩夫妻啼笑皆非！

事實上，不少癌症病人知道腫瘤擴散後，大多都會感到情緒低落及絕望。很多的腫瘤擴散亦會影響身體其他器官，包括肺部、腹腔等。醫生需要找出源頭然後對症下藥，但也有一少部份病人的原發腫瘤部位始終找不出來。美儀得悉病情後，起初還不能接受現實，試問她怎會捨得離開摯愛的丈夫和兒子？考慮到一些普遍對腺癌有效的化療藥物組合及標靶藥都有一定成效，因此建議美儀嘗試療程。經過化療及標靶治療後，美儀的病情及生活質素都有所改善，更可與家人度過一段充實而愉快的日子。

後來，美儀決定要在有限的歲月，在接受治療的同時做一些有意義的事。「我希望有一天就算離開了這世界，小兒子及其他人也有對我的回憶。」她想起患病以來，一直想找一些能幫助了解病情的癌症資料，但卻發覺能為癌症病人提供較全面及準確資訊的健康網站很有限，而且大部份也被廣告宣傳影響，內容有欠中立。美儀於是靈機一觸，想到要以「過來人」的經驗，建立一個為全球癌症華人而設的支援網站。這構思不但得到丈夫的鼎力支持，其他在醫院認識的病友亦踴躍幫忙，共同籌建網站。

在治療期間，美儀亦嘗試維持每天做適量的運動，又吃許多營養蔬果，使自己有充足的力量支撐下去，直至網站完成為止。她還不時到內地參與興建小學的工作，那種堅持的精神及毅力，就算身體健康的人也未必能及，令大家都不禁稱美儀做「特種義工」！

一年多後，在送別美儀的追悼會上，投影機放映了她這年來的心血。雖然網站還未正式面世，但她的熱誠已感動了每個人，並贏得了全場人士的熱烈掌聲！

「痛」由「心」生

「醫生，為何我常感到身體好像到處痛？尤其是在手臂？那種痛楚好像會在體內遊走似的，令我十分不舒服！究竟這會不會是癌症擴散的迹象？我每天也擔心得睡不着呢！」患了肝癌的錢先生，一臉無奈地向我訴說着。

「錢先生，你不用擔心。我們已為你進行過詳細檢查，身體一切也很正常，腫瘤也沒有復發或擴散，只要保持心情輕鬆，做適量運動，應可幫助紓緩痛楚。」

自從患癌以後，錢先生常容易感到憂慮，對身體的狀況更是特別敏感。只要身體部位稍為出現痛楚及任何不適，他便焦急起來，害怕癌細胞不知是否已擴散到其他地方。

作為腫瘤科醫生，我對錢先生的憂慮也十分理解。事實上，痛楚與癌病的嚴重程度並無鐵定的關係，大部份早期癌症病人可能不會感覺到任何疼痛。部份癌症病人所感到的身體痛楚，原因可能是：癌腫瘤壓着神經線或附近的組織；腫瘤轉移至骨而引起骨痛；腫瘤塞住了腸道或尿道；或腫瘤轉移至腦部而引致顱內壓上升，引起頭痛等。

有時候，痛楚的位置可能與本身癌症發病部位距離很遠，這是由於神經將疼痛的訊號傳送至身體不同部位，所以肝腫瘤引起的痛楚，可能傳送到手臂或肩膊，這種痛楚稱為「牽涉疼痛」。癌病患者也可能出現肌肉緊張，關節炎等與腫瘤無關的痛楚。此時，病人不宜胡思亂想，將痛楚與病情惡化劃上等號。事實上，情緒低落與痛楚程度是成正比的，愈是抑鬱、焦慮，痛楚便可能愈益加劇。」

倘若疼痛的情況持續，病人便應諮詢醫生，以深入了解疼痛的原因。引述「香港癌症基金會」的資料，以下的問題可引導病人更清晰地描述疼痛的情況：

- 哪裏感到痛？是集中在身體某一個部份或多個部位或者會漸轉移？
- 是哪一種痛？是隱痛，灼痛，痠痛還是刺痛？比較像過去經歷過的哪一種疼痛？與牙痛，腹痛類同？是表面的疼痛還是體內隱隱作痛？
- 痛到甚麼程度？嘗試與過去痛苦的經驗做一個比較，譬如與頭痛、背痛、運動受傷、生育等相較，以一至十評分，你的疼痛達多少分？
- 有甚麼可以減輕痛楚惡化？譬如，你站着、坐下還是躺下時會感到好些？熱水袋或冰袋，或者阿士匹靈等止痛藥有沒有幫助？閱讀、聽音樂或看電視，可否分散你的注意力？
- 會否總是感到疼痛？還是時痛時不痛？晚上會否加劇？會否令你不能入睡？會否令你痛醒？

錢先生漸漸明白，他的手臂痛是由於患病後活動量減低，身體缺乏伸展機會所致。而且因為過於憂慮，痛楚的程度受心理多於生理因素影響。他開始每天做適量的伸展運動，及留意臥床或坐立的姿勢，避免因長期維持同一動作而導致肌肉疲勞及痛楚。

今天錢先生來覆診，他的精神明顯比以往好了許多，還笑我看起來比他更累呢！

與瘤共存

Carol與 May 自幼便是好朋友，兩人一起經歷了人生不少重要階段，她們在同一間學校讀書、在同一機構工作，甚至在同年結婚生子。唯一不同的是，Carol積極開朗，而May則較內向及執着。兩年前，想不到命運之神竟也安排了兩人同時患上乳癌。經手術切除部份乳房後，她們的病情總算穩定下來。

上星期Carol來找我，說好像感到有點骨痛，預計到癌細胞可能擴散到骨的可能性，便安排她進行詳細檢查，以防萬一。

雖然行醫這麼多年，已不知看過多少份檢查報告，但每次我總是希望，病人沒有被驗出癌症，或沒有出現復發。打開Carol的報告，眼睛不期然立刻查看CA15.3乳癌癌症指標那一欄。一如所料，Carol的乳癌再次復發了，且在骨骼找到一些癌細胞，屬早期擴散的階段。

「與瘤共存」這概念，並不是每個病人也可接受。在西醫的角度，有些病人的腫瘤是無法以現今的醫學科技根治，尤其是那些年紀較大，不能接受腫瘤切除，病情屬較晚期或已復發的癌症病人，治療的原則是減慢癌細胞的生長，延長病人的存活期之餘，也盡可能維持病人的生活質素。

現時，有效治療乳癌的方法很多，包括化療、荷爾蒙治療及標靶療法等。在接受治療後，病人一般也可在病徵受控制的情況下，存活三至五年甚至更長的時間。

為了兩個小兒子，Carol決定再接受化療及荷爾蒙治療。她亦了解到自己的身體狀況，因此參加了癌症基金會舉辦的氣功班，希望可盡量令自己的身體強壯一點。除此之外，Carol亦嘗試做義工，把注意力轉移，免得病情惡化，令自己感到憂慮沮喪。Carol還向我說：「醫生，既然我不能把腫瘤完全除去，更應該想辦法令自己開心及積極一點。說不定因此我可以比腫瘤活得更長呢！」

反觀May的情況，她的病情雖然比Carol要輕，但卻終日徨恐腫瘤會擴散或復發。她嘗試了許多坊間流傳的抗癌方法，加上精神緊張，令自己疲憊不堪，最後更患了抑鬱症。Carol看見好朋友May的情況，便鼓勵她參加了氣功班，使她可藉着運動減壓，亦帶她參與幾次癌症病人的輔導小組，學習放鬆心情，享受生命。

的而且確，「與瘤共存」的概念，並不是每位病人也可以接受得到，但也可參考Carol積極開朗的面對態度，在接受治療之餘，也令自己活得更有質素及活力！

何必偏偏選中我

基因是生命密碼，一個新生命的塑造，大致已由父母的基因奠下雛型。我們不但遺傳了父母的種族、大致上的樣貌及外形，也可能遺傳了父母的突變基因而導致患上遺傳性的癌症。現時醫學界已得知，部份癌症如乳癌、腸癌及卵巢癌等與基因遺傳有極大關係。

王太是一位美麗的女士，擁有明亮的大眼睛、白皙的皮膚及高佻的身型，很是令人羨慕。她的三個小朋友，自然也獨得母親的真傳，長相十分可人。

在王太四十一歲的生日，上天給了她一份「殘忍」的賀禮，醫生發現她的大腸內長有數以百計的瘜肉外，亦發現了癌細胞，後來證實患上了直腸癌。

「醫生，我一向都是注重健康的人，又沒有不良的煙酒習慣，為何會突然患上此病？何必偏偏選中我！」

醫生向王太她解釋說，約有百分五至十的結直腸癌是有遺傳性，而她所患的「家族性結直腸瘜肉綜合症」(Familial Adenomatous Polyposis, FAP)更不容忽視。一般來說，FAP 患者的大腸內，會長有數以百計的瘜肉。這些瘜肉通常在患者約十多歲時開始出現。若不及早治療，患者五十歲前患上結直腸癌的機會，可高達百分之九十以上，且也會稍微增加其他器官患癌的風險。

原來「家族性結直腸瘜肉綜合症」的遺傳性甚強，約有三分之二來自父母遺傳，患者的兄弟姐妹也有一半機會患上此症。而其餘三分一的患者則是由於新的基因突變而致。

當聽到醫生說FAP患者有約百分之五十的機會將此基因遺傳給下一代，王太便即時緊張起來。醫生為王太的長子及兩個較年輕的妹妹進行了乙狀結腸鏡檢查及基因測試，以確定他們是否帶有突變基因。檢查發現長子及年紀最小的妹妹的腸道已長滿瘜肉，可幸的是還未演變成腸癌。

長子立刻接受了手術，切除了大部份結腸及直腸，手術後要利用暫時性的人工造口排便。但當時只有十五歲的小妹妹，看到哥哥的人工造口，覺得並不雅觀，愛美的她擔心自己被人嘲笑，即使醫生勸喻她不做手術會有生命危險，更可能活不過三十歲，她也斷然拒絕進行手術，令王太及哥哥為她十分憂心。

半年後王太因病去世，哥哥成為了一家之主，一方面要幫忙照顧家庭，一方面又要調理自己的病情，因此也沒有足夠的心力再堅持勸三妹要接受手術。

直至三妹二十九歲那年，婚後不久的她一天肚子出現劇痛，後來證實已患了末期腸癌，半年後也離開人世了。哥哥想不到，這些年間他竟要負責安排兩個至親的喪禮，感受實在不足為外人道！

王太一家的例子，雖然不幸，但如能及早察覺及治療，可避免悲劇的發生。如家族中有FAP患者，應盡快接受基因測試。倘若在基因測試後被證實為FAP患者，就應從12至14歲開始，每年定期作檢查。香港大學醫學院及瑪麗醫院病理學系及外科學系一群熱心的醫療人員，在得到香港癌症基金會的支持下，在一九九五年成立了遺傳性腸胃癌資料庫，透過臨床服務（包括為年青大腸癌患者或有腸癌家族史的高危人士進行基因檢查及提供輔導服務）、教育及研究，以加深對遺傳性結直腸癌的認識，從而發展更有效的早期診斷及治療方法。最近，此項服務更拓展至聖保祿醫院。如欲知多些有關資料的朋友，可瀏覽資料庫網站 http://www.generations.hk.com 或致電2855-4911查詢。

天堂之門

這是一個發生在天堂的故事。

St. Augustine 是負責看守天堂的守護神。一天，St. Augustine聽到有人敲天堂的大門，打開門後，看到一位老伯伯站在門前喘着氣，像從老遠趕來似的，但他的眼神卻充滿期盼及喜悅，說道：「太好了，我終於來到天堂！」，當St. Augustine想迎接他入內時，老伯伯卻突然不見了。

過了半小時，St. Augustine再聽到敲門聲，原來又是剛才的老伯，同樣地，當祂邀請老伯內進時，他突然掉頭走。St. Augustine摸不着頭腦，心想：「為何這老伯這麼奇怪的？」

再過了一會，老伯第三次來到天堂門前，這一次，他終於可開心地步入天堂，他更看到已過世的親友聚在一起，向他揮手微笑。天堂祥和的氣氛，令老伯感受到前所未有的喜悅及圓滿的感覺。St. Augustine忍不住好奇地問他，「為何你每次來到門前，也要突然離開呢？」老伯說，這要由十個月前開始說起……

剛滿八十歲的張伯伯，與家人剛剛開心地在影樓拍了一張四代同堂的大合照。張伯伯一直受家人及朋友愛戴。他不但關懷身邊的人，只要有需要，他更會義不容辭地幫忙。他也是位虔誠的天主教徒，在教會內更認識到一班志同道合的教友。如時間許可，他們會盡量抽空到教會附近的老人院服務，也會自發性地籌組一些義務活動，幫助有需要的人士。

近來，張伯伯常感到肚子隱隱作痛，後來更出現背痛的情況，初時他以為只是一般老人病，便沒有多加理會。有一天他往教會途中，肚子突然痛得很厲害，塗了些藥油後，情況仍未有好轉。一位教友看見他面色欠佳，便問他是否感到不舒服。張伯伯說肚子感到很痛，於是一班教友便立即送他入院。

經詳細檢查後，醫生證實張伯伯是患了晚期胰臟癌，且腫瘤已擴散至肝臟。張伯伯的子女及孫兒等大為緊張，帶他看了好幾位醫生，希望可把病治好。教會好友得悉情況後，每天也定必為張伯伯祈禱，祈求他能早日康復。

經過化療及標靶藥物的療程後，張伯伯頭幾個月的病情大有改善，家人朋友陪他四處遊玩及做義務工作，令張伯伯賺了一段開心難忘的光陰。可是由於抗藥性問題，近月張伯伯的病情開始惡化，不久後更要長期臥床。在最後的幾天，所有親友也齊集在他床前，不願意離開。眼看張伯伯的肝酵素指數急劇上升，腎功能也受到影響，張伯伯終於支持不住，閉上了眼睛……

張伯伯的靈魂離開了自己的身體，隨着天上的光柱一直向上升，他回頭一望，看到所有親友圍在自己的床邊，傷心地大哭。就是這樣，他第一次來到天堂門前，懷着期盼的心情，準備步入天堂。但親友不願看到張伯伯離開，儘管他的病情已不能轉好，但大家仍很堅持，不停地懇求醫生為張伯伯搶救。經過一番急救後，張伯伯回復氣息，大家也暫時鬆一口氣。

過了半小時，張伯伯情況轉壞，再次在死亡邊緣徘徊。今次便是St. Augustine第二次看見張伯伯。與上次情況一樣，因家人朋友的極力挽留，張伯伯要再次折返人間，到天堂的行程也因此要延期。

過了不久，張伯伯第三次來到天堂門前，這一次，搶救無效，他終於可安然步入天堂。

面對摯愛的人要離開，不少人也一定會如張伯伯的親友一樣，萬分不捨得。當病人的情況已不可能逆轉，在病榻旁的親友難免想盡最後努力挽留。可曾想過，不斷搶救只會增添親人受身體痛苦的磨折。是否應考慮讓親人安詳離去會更重要？

最佳運動員

陳伯是戶外器材公司的老闆，自小於長洲長大的他，一直鍾情水上活動。他的皮膚黝黑，擁有健碩的身型，由於是運動健兒，身體一向也十分健康。雖然今年他已過了六十歲生日，但仍不減他對滑水的熱愛，每逢假日，他總會到附近的水上活動中心練習，閒時也會教導年青人滑水。

陳伯在滑水界可謂是「老行尊」，過去三十年，一直奪得不少本地獎項，但遺憾的卻是還未有機會奪魁，陳伯希望在「榮休」之前，能夠贏得冠軍，以圓心願。今天的陳伯，看到家中擺放着的冠軍獎牌，令他不禁想起去年年尾在香港滘西洲舉行滑水賽的情景……

當陳伯正在如火如荼加緊練習之際，他卻開始感到呼吸困難，且練習時總有力不從心的感覺。滑水同伴初時以為他只是訓練太操勞，缺乏休息罷了，因此着他先稍事休息，再去做一個簡單的身體檢查。

誰也想不到一個身體檢查，引起了醫生的懷疑，後來經過醫生多番詳細診斷後，竟發現陳伯原來是患上了晚期肺癌，幸好還適合接受化療及進一步的標靶治療。由於腫瘤對藥物的反應良好，陳伯的病情亦漸趨穩定。所有家人及朋友都十分擔心陳伯不能應付即將來到的滑水賽事，紛紛勸他放棄參賽的念頭。但陳伯倒十分輕鬆地說：「滑水與跑步、游水不同，年輕人體力好，可能會較優勝，但滑水始終是靠技巧和經驗取勝。世上無難事，只怕有心人。我已決定參加這次賽事，只要有一分機會，我也不想就此放棄！」

大家看到陳伯這樣堅決，雖然極度擔心，但也只好轉為全力支持他。大兒子更會在父親練習時，主動陪伴他一起滑水，以便照應。

比賽日終於來了，正如所料，陳伯是最年長的一位參加者，而對手的實力也十分強勁。陳伯家人及朋友特地穿了「清一式」的衣服，大清早便到達比賽場地，還預備了口號，落力地為他打氣。在比賽前的一刻，陳太更特別走到丈夫身傍，在他臉上輕吻了一下後說：「老陳，今次比賽無論是贏是輸，我也以你為榮，請你一切小心，記住要量力而為！」

陳伯得到家人朋友的全力支持，充滿信心，好像已忘記了自己患癌的事實。雖然初時仍落後於其他運動員，但陳伯不斷「發力」，把較他年輕的運動員逐個擊敗，最後還奪得了冠軍！

頒獎時，司儀以「最佳運動員」來介紹陳伯，台下的運動員及嘉賓得悉陳伯原來是癌症康復者後，大家也對他也十分佩服。陳伯在領獎時說：「積極的接受癌症治療，給了我參賽的機會。今次比賽能夠得到冠軍，完全是家人朋友給了我無限的動力，也證明了只要不放棄，無論身體有病與否，夢想也可以達到。」

的而且確，癌症本身並不能令患者完全放棄積極生活及正面的人生觀，關鍵只在乎於面對癌症的態度！

退步原來是向前

一件事情，總可從多角度看。有時候，退後一步，也可以是向前。六十多歲的王校長，一直熱心教育，擔任小學校長已有二十載，她多年來默默耕耘，現在可謂桃李滿門，不少門生已成為社會上的專業人士，如立法會議員，大學教授及著名建築師等，事業發展正是如日中天。他們都視王校長為恩師，不時會相約她一起吃飯，敍舊一番。

王校長在五年前開始過着悠閒的退休生活，她經常參與內地的義務教育工作，籌款興建學校，助偏遠山區的小朋友獲得上學的機會。雖然王校長年紀已不輕，但她行路到偏遠地區探望小朋友，仍活力充沛，甚至比年輕人還要健步如飛。可是，近月她常感到力不從心，稍為急步行也會有氣喘的情況。

起初她告訴家人此情況時，大家以為只是王校長開始年長的關係，還陪她到醫生處進行一般身體檢查。但醫生看過王校長的檢查報告後，發覺肺部有不尋常的陰影，詳細檢查下，原來王校長患了肺腺癌，左邊頸部的淋巴已脹大，癌細胞已擴散至兩邊肺部，病情屬於較晚期。

王校長對自己患癌的事實，竟比身邊的家人還要冷靜。她向子女說：「孩子，我會積極接受治療，但倘若有一天我的病情已不能逆轉，而我又已陷入昏迷的狀態，我真的不想失去最後的尊嚴，要終日靠儀器來維持我的生命。你們千萬別傷心，也不要特別為延長我僅餘的生命而花費，應把金錢留給更有需要的人。」

王校長接受了六個月的口服標靶治療，初期腫瘤消退的情況十分理想，但不幸地癌病其後又再迅速惡化。她入院後不久，已要終日臥床，到後期更需要使用嗎啡止咳及鎮痛。儘管神志模糊，但心裏仍惦掛着要幫助受四川地震影響的小朋友。子女們看到媽媽的病情日漸轉差，也於心不忍，忘記了母親的叮囑，懇求醫生用盡各種方法，為她延長生命。

一天，女兒在病榻旁看着母親正在熟睡，她拿起一本放在床頭，由善寧會及葉青霖先生聯合出版，名為「生死兩相安」的圖文集翻看，即被其中一首詩吸引過來，「手把青秧插滿田，低頭便見水中天，身心清靜方為道，退步原來是向前。」這刻，女兒才猛然覺悟，媽媽之前所說一番話的含意。

女兒與家人商量後，儘管是萬分不捨得，也決定尊重母親的意願，成全她放棄針對癌症的治療，讓她在適當控制病徵的情況下安詳離去，並把她的遺產，全數捐給四川災區的小朋友作助學之用。

不一樣的腫瘤

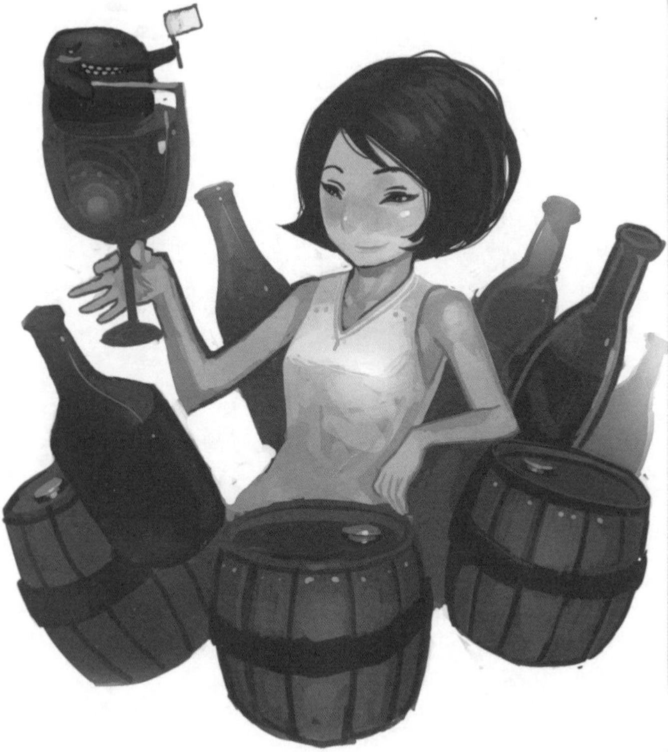

現時醫學界對疾病的理解及治療，相比起以往，進展已一日千里，尤其是在癌症治療方面，已發展至分子醫學(Molecular Therapy)的階段，以往歸納為同一類別的腫瘤，其實也可以有不同的治療方法。

以肺癌為例，以往只單純地分為「小細胞」及「非小細胞」肺癌兩大類，但後來我們知道「非小細胞」肺癌，又可再細分為「鱗狀細胞癌」、「腺癌」及「大細胞癌」。在亞洲非吸煙女性較常出現的肺腺癌，發病成因與上皮生長因子(EGFR)的基因突變有直接關係，EGFR基因突變提供了癌細胞單一或最為重要的生長優勢。分子醫學的發展，令醫學界可針對基因突變的特性，設計抑制腫瘤的藥物，以達致最理想及持久有效的治療方法。再說鱗狀細胞癌，雖然與腺癌同屬非小細胞肺癌，但對化療的反應卻不盡相同。而最新的研究結果則顯示，在常規化療後採用維持性化療(Maintenance Chemotherapy)，能有效持續控制肺癌細胞，可說是近年肺癌研究方面的大突破。

醫學科研已踏進分子及基因的精密年代，在日常生活中，也有同樣的趨勢，就好像四十多歲的Maggie，因為喜歡品嚐紅酒，在海外考獲了品酒師的專業資格之後，便打算在香港開設一間紅酒館，既可開創自己的事業，又可寓工作於興趣。

不幸的是，在籌備開業之際，Maggie因為頸部疼痛，尋求醫生的診治，才驚覺原來已患有晚期肺腺癌，且已擴散至骨骼及淋巴，治療相對較為困難。醫生在常規化療後，再為Maggie加上低劑量持續化療，結果療效理想，病情在一年多後仍受到控制。

Maggie不希望放棄開酒館的理想，在休養期間做了很多市場調查的功夫，發覺外國人喜歡品嚐酒的興趣，比亞洲人好像要濃厚得多，且外國人會十分講究酒的品質、生產地及年份等，在紅酒方面的消費力也較亞洲人強。

對於這個現象，Maggie覺得很奇怪亦很有趣，她不斷地閱讀有關的參考書籍，才知道外國人對品嚐紅酒的味覺及嗅覺原來較亞洲人敏銳，故對嚐酒的享受及要求較高，這可能與種族的基因差異有關。Maggie亦發現紅酒與巧克力互相配合下，紅酒的醇厚及濃香可大大被提升，她於是邀請不同的亞洲朋友嘗試，發覺真能湊效。後來，Maggie終於完成心願，開設了自己的紅酒館，並在店內兼售高質素的巧克力，這獨特的推廣方法，果然有極好的市場反應，令Maggie從此在酒界享負盛名。

分子科學的發展，除了有助醫學研究外，原來在日常生活也可以十分奏效！

接受治療的勇氣

奧運雖然已經過去，但看到運動員那一種誓要完成賽事的決心，其實是需要「非一般」的鬥志與耐力。在日積月累的磨練裏，運動員為了要參加四年一度的賽事，他們要接受持續的艱苦訓練，不斷超越自己及他人的成績。從選擇了當運動員那一刻開始，他們便選擇了這一條殊不容易的路。

所謂放棄容易堅持難，其實癌症病人從決定展開治療的那一刻開始，同樣與運動員一般，需懷着強大的信念才能把治療完成。面對身體上的不適，以及不能盡在掌握的治療結果，在心理上的預備對患者可謂毫不簡單。

治癌對患者來說，可以是一個漫長的過程。病人一般由確診，到接受手術、化療或放療，往往需要多個月的時間，有些標靶藥更可能要服食幾年。醫生往往在療程之始，向病人及家屬盡量詳細講解治療所牽涉的過程和時間，患者可能會承受的副作用及不適，治療的預期效果等，使病人及照顧者能夠預視將會發生的事情，而有較充足的心理準備，使其不會因副作用而感到沮喪和放棄有效的治療。

舉例說：在接受化療的過程中，病人可能會脫髮，令其外觀及形象改變，有機會出現作悶及

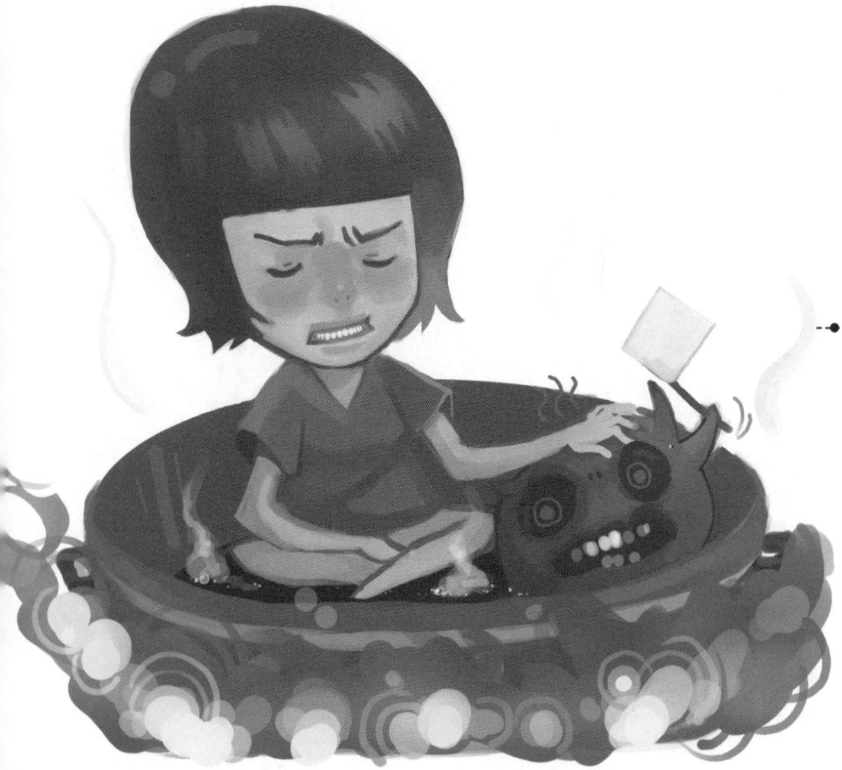

胃口轉差，以及容易疲倦等問題，但只要能「捱」過療程，病情復發的機會便會有一定程度的減幅。足夠的心理準備可助患者更積極面對療程，如脫髮可配戴假髮，也可以化一點妝令自己容光煥發，看起來不會那麼疲倦；胃口轉差則可準備一些小食或進食較流質的食物；至於疲倦方面，由於在意料之內，因此可預先作好工作上的安排，在治療期間家人及朋友也可以輪流陪伴覆診。

癌症的發生有時候可以是突如其來，如Edmond的情況，他剛滿五十歲，近數月常常覺得肚痛，加上排便習慣改變及有排不清的感覺，太太放心不下，立即陪他看醫生。Edmond進行了腸鏡檢查，醫生發現他的直腸有一粒大腫瘤，且十分接近肛門。幸好還可接受手術切除，但在手術後卻可能要在腹部開一個臨時人工造口排便，這對很多病人來說是一個不容易適應的難題。

原來有人工造口的病人不宜進食太多纖維類的食物，也要避免進食番薯這些容易產「氣」或「風」的食物，否則較易排氣。由於腸道縮短了，也較易有腹瀉問題。病人也不宜提重物，性生活方面亦需有所配合以防造口袋受壓。幸好醫生在Edmond接受治療前也把這些影響交待得十分清楚，Edmond經太太悉心照顧，預備膳食時也會精心為食物隔去渣滓。Edmond終於「捱」過了三個月的造口袋時間。後來他更加入了造口人協會的病人互助組織，通過病友分享經驗，Edmond也減低了對人工造口的不安感覺。

在癌症輔導的過程，輔導員往往會教導患者與自己的癌症建立一個良好的關係，甚至與癌症對話，如：「親愛的癌症，你令我很辛苦，但你亦令我有很多得着。我學會更珍惜親人的關係。」臨床經驗發覺，病人只要有較佳的心理質素，對治療的成效，可事半功倍。

把握相聚時間

我們每天生活，時間似火箭般流逝。每一天上班、工作、休息的日程表循環不息，對於時間的掌握，可能不會有太大感覺，這一刻不能完成的，下一刻還有時間繼續做。

可是以癌症病人的角度來說，對時間的觀念可能是兩回事。當生命已有預知的時間表，不少病人都會更加珍惜每分每秒，希望在有生之年，能夠將自己的心願盡快達成，為免遺憾終生。事實上，患癌不單是患者個人的事，這種心理效應也會影響身邊的人，為了爭取時間盡可能陪伴病人，他們可能將生活項目的次序重新定位，或暫時犧牲自己的工作及私人生活，以助病人完成心願。

One World, One Dream，是所有中國人的夢想。對於陳翁來說，他期望參與奧運的熱忱，絕不遜於運動員。

陳翁在國內有不少生意投資，他得悉北京能夠申辦奧運時，歡喜得好像有了孫兒一般，他老人家唯一的心願，便是能夠參與這難得的盛事，在北京的宏偉的「鳥巢」體育館內看賽事。起初幾個身居國際公司要職的子女，對爸爸的要求，並沒有太大反應，總是互相推搪，說安排不到時間。

事情直到大半年前，卻來了一個突如其來的轉變。陳翁在身體檢查中，竟發現患上晚期腸癌，且癌細胞已擴散至淋巴，雖然腫瘤已經切除，但復發率仍屬偏高。考慮到陳翁已屆八十之齡，醫生擔心他承受不了「草酸鉑」滴注輔助化療療程，決定為他處方口服的「卡培他濱(Capecitabine)」輔助化療，讓他可更輕鬆面對治療。陳翁以為癌病已醫好，便又興致勃勃地着子女陪他看奧運。

近月，陳翁覆診時，醫生發現他的CEA癌症指標(Tumor Marker)上升了，指標愈高，表示體內癌細胞數量越多。醫生知道陳翁很希望到北京看奧運，亦考慮以他的情況，儘管即時確診也未必影響到最後治療的結果，反而會令陳翁徒添憂慮，影響他參與奧運的心情。

醫生與陳翁的長子商量後，決定暫時不讓他知道。本來幾個子女平時各有各忙，很難才可以相聚陪伴老父一次。今次他們知道老父的情況，通過電郵商量說：「今次若不陪伴爸爸，我們可能沒有機會再與他一起去出外旅行的了，無論如何也好，我們也要完成他的心願！」於是，幾兄弟姊妹翌日便立即向公司申請休假。陳翁雖然感覺到病情好像惡化了，但看到子女肯陪伴他，開心也來不及，便立即透過內地生意伙伴的關係，「撲」到了不少精彩賽事的門票，還安排好北京的住宿，一家人最後更可欣賞到萬眾期待的奧運開幕儀式。在這數年間，全家人就是憑着這次機會，難得地聚首一堂，共聚天倫。

很多時候，癌症看似是給患者及家人帶來不少負面的影響，但是在這不幸及限制中，也令人可「捨」棄世俗物慾的追求，而「得」以成全親情及友誼並創造美好的回憶。

珍惜當下

對於四十歲出頭的Harvey來說，對生命的領悟，在患上癌症的那一刻從此改寫。廿多年來在加拿大居住、讀書、工作及建立事業的他，跟其他年輕人一樣，對身邊的事物，包括健康，總覺得是理所當然，誰又會想到，這時卻患上一種非常罕有的肺癌，這是否上天對Harvey開的一個玩笑？

Harvey以積極的態度面對，無論醫生安排他接受手術、放療或化療也坦然接受。他不斷鼓勵自己，這個突如其來的噩夢很快便會過去；只要可以康復，他一定會重新規劃自己的人生，再一次好好地「享受」每一天。

初期治療有效地控制住腫瘤，可是在不足一年後，腫瘤又開始惡化，Harvey聽取了母親及家人的建議，回港接受治療。在加拿大機場離開的那一刻，Harvey感到莫名的不捨得。

回港後，Harvey接受了二線化療及標靶治療，腫瘤很快地便受到控制。但是在數月後，醫生再為他用特別的顯影劑及正電子掃描進行檢查，發現Harvey的癌細胞已開始活躍。對要再次接受治療的事實，Harvey顯得有點擔心。醫生知道他的心事，建議他先回加拿大放一個假期，回港後才作進一步檢驗。這兩個星期對Harvey來說，是人生中最美好的「度假雙週」。

以下是Harvey回港後寫給加拿大好朋友的電子郵件內容：

所有奇妙的事情，在飛機降落在加拿大的那一剎開始，便隨即展開。當海關人員詢問我入境的原因時，我便回答說這是一個癌症病人的「回家之旅」，海關人員竟然即時豁免了我千多元的海關費用，想不到在紀律嚴謹的海關部門，竟也充滿了濃濃的人情味，使我立即感受到歸家的溫暖，好像是一份歡迎我歸來的禮物。

甫步出機場，我便看到好友Robert 來接機，本以為下機後回家可休息一晚，但Robert與高采烈地告訴我已有大班朋友在家等待，包括Michael及 Stephanie的小寶貝 Ashley。小Ashley在我回港接受治療時，仍未懂得步行及說話，但現在已懂得說uncle，逗得我笑不攏嘴。知道一班朋友這樣珍惜自己，感覺原來是那麼的美好！

在所有朋友離開後，夜闌人靜之時，我仔細檢視家裏每一樣東西。我向睡了多年的大床say hello，接着還有平時最喜愛流連的浴室、以及屋內所有一起伴我成長的物件。儘管這樣做好像是十分之傻，但我感覺卻十分之良好。雖然在這個家已住了二十年，但在這一刻，我卻比之前任何日子更享受在家的感覺……

以往不會刻意注意身邊的事物，感覺很多東西也是理所當然，但今次我回家後的感覺，卻是截然不同。更意想不到，今次的回來，竟改變了別人的生命……

生命因你改變

兩個星期很快地過去了，患了罕有肺癌的Harvey，充分把握回到加拿大老家的時間，與好友見面，把過去二十多年在加拿大的生活點滴，圓滿地「重溫」一次。Harvey心裏知道，回到香港後，他即將要接受化療，至於最終身體能否戰勝癌腫，仍是一個未知之數，但Harvey覺得，這次能夠回來到家鄉的經歷十分美妙，原來平時覺得理所當然的事情，包括友情，只要用新的眼睛去感受，去觀察，體驗可以是兩回事！

Harvey在家收拾行李回港時，發現了好朋友Rae送給他的打火機。Rae是Harvey的好朋友，大家共同經歷了很多事情，但今次回來加拿大最令Harvey震驚的，是Rae在幾個月前自殺的消息。Harvey把打火機握在手裏，一邊想，一邊感到十分心疼，畢竟只是四十歲出頭的壯年，為何Rae就此放棄自己的生命？Harvey決定把Rae送給他的打火機帶回香港，以提醒自己，生命太美好，不可輕易放棄！

Harvey在加拿大的日子，決定把他患癌的心路歷程，及對人生的新感受都寫下來，並電郵給他的好朋友，藉此多謝他們對自己的支持。意想不到，這電郵在同儕之間，竟引起了極大的迴響。

在回港前的數天，一位年輕人Mike約他到餐廳茶敍，Harvey只知道，Mike是他朋友的朋友，彼此可能在聚會中有一面之緣，但並不算是太認識。奇妙的事情是，Mike向Harvey說，本來他的生命中只有埋怨，只有不開心，但自從朋友轉寄Harvey的電郵給他後，他的人生從此改變。Mike從Harvey的經歷中領悟到，生命無絕對，珍惜眼前擁有的，才是最真切實在。他開始以Harvey看事物的角度來生活，發覺不但與家人朋友的關係大有改善，對生命的每一刻，以欣賞的角度出發，自己比以前原來可以開心許多。Mike知道約Harvey出來是有點突然，但他確實希望直接向Harvey說一聲多謝，也讓Harvey知道，他的電郵，感染了不少年紀與他相若的年輕人。

在今次回加拿大之前，Harvey的心理曾經掙扎，這次是否應該回到老家。不想回來的理由是害怕要再次離開時的沮喪感覺。在飛回香港的航程中，Harvey很慶幸聽從了醫生的提議再次回到加拿大。這奇妙的兩星期，時間過得十分快，就如Harvey在兩年前由一次背痛中發現自己患癌，想起來也好像是昨天的事一樣。盛載着朋友的正能量，以及許多開心的回憶，Harvey知道，他必定能戰勝病魔，因為他想再一次回到自己加拿大的老家，與所有的好朋友再一次見面。

註：在此特別鳴謝Harvey與大家分享自己的經歷，與及他寄給加拿大好友的電郵內容。

豁達圓融。

看通生死

病人在臨終前，往往仍有很多事情放不下，例如與家人和朋友的關係，醫護人員此時可提供很大的幫助。我有位病人，希望在去世前飲到杯「新抱茶」，我們便與其家人商量，盡快安排在病房進行中式禮儀，協助他完成心願。

除了輔導病人，為家人提供足夠的支援亦十分重要。在一九九四年，我們在香港癌症基金會的協助下，在瑪麗醫院成立了全港首個癌症病人支援小組，發覺對病人以至其親友均有極大幫助，後來其他醫院也參考了我們的經驗，逐漸設立了這類支援中心。

我們設計瑪麗醫院的支援中心時，特意把椅子造得比較細；這是因為病人的家屬可能隨時多達七至八人，有些病人可能還有更多親友來參與討論或接受輔導，往往座無虛席。

其實從好處想，癌症會令冷漠的家庭變得融洽。我曾有個病人，約三十歲時患上鼻咽癌，他的父親是出名的醫生，母親則是高級護士，但由於兩人工作太忙，一直很少在兒子身旁。不過兒子一旦患上重病，父母立即放下一切，日夜陪伴在側。治療鼻咽癌期間，口部會十分痛楚，這位年輕病人對日夜相陪的父母充滿憤恨，經常惡言相向。我便刻意在病人面前，稱讚他的父母對他有多好，令氣氛紓緩不少。

一家人最終一起熬過艱苦的療程，最後都覺得「賺」了相處的時間，感情大增。我想不少癌症康復者，都有類似經驗。以往不察覺、也不懂珍惜身邊的人對自己如何重要，往往到患病後才發現，其實很多人很關心自己。

對癌症病人來說，身心支援相當重要。從治療的角度，我有兩個信念，第一：不要完全相信以往的斷症，有時候「翻案」可能會對病人有決定性的幫助；第二：永遠抱着正面的態度及想法。如果醫生只是想着這個病人「無得醫」，他們就真的沒有了機會。

當然每次療程都不能保證百分百「贏」，但不爭取就一定會輸。試過有個三十多歲的女病人患上肺癌，診斷出癌細胞已不幸地轉移到腦部，而且還不止一個腫瘤。可是她的兒子只有六歲。我鼓勵她不要放棄，並嘗試標靶治療。結果她兩星期後回來，整個人精神不少，還送了張多謝卡給我，我想其實是積極的想法幫助了她。

當了腫瘤科醫生這麼久，最大的得着是看透成敗、得失、生死這些問題。很多時候你與病人解釋他的病情惡化，他大都會接受不到，惶恐地度過剩餘的日子。但有一次有個病人卻反過來安慰我說：「岑醫生，無辦法啦，人始終都會死！」人就算經歷了最成功、賺最多的錢，始終有日都要面對死亡。我個人並不害怕死亡，如果一個醫生連生死都不能看通，做這一行會很快崩潰。

念力無邊

佛家有云「願力，念力」。一件事情如果你用很大的「念力」，思考和祈福，願望就會成真。

上海城隍廟有一幅名為「影牆」，上面寫有「念力無邊」四個大字，很是牽動遊人的心靈。念力可謂是一股神奇力量，令人可完成一些難以想像的事情。這股源自個人的力量如能用在處理日常生活的難題上不僅中用，癌症患者更可對抗身體的疾病！

Mark是一位五十來歲的成功企業家，他承繼了父親的船務生意，經常要穿梭香港及國內等地發展業務。他閒時最愛以旅遊及吃東西為樂，雖然本身是美國人，但卻十分喜愛中國文化，國內不少的名勝古蹟，也有Mark的足跡。至於吃東西方面，他酷愛吃牛扒，尤其是肉汁鮮美的肉眼扒，他每星期也要吃幾遍。

一年多前的聖誕節，Mark開始咳嗽起來，有氣管敏感的他，以為只是天氣轉變而已，但後來咳嗽的頻率愈來愈密，且痰中帶有血絲，再加上氣促的徵狀，令他開始擔心起來。經醫生診斷後，不幸地發現Mark已患上了較晚期的肺癌，且癌細胞已擴散至兩邊肺葉。由於不能進行腫瘤切除手術，醫生建議他接受化療及標靶治療。

可是，化療的副作用，令Mark的食慾受到影響，且有胸悶的感覺，連他喜愛吃的牛扒，也好像失去了興趣，使他的體重日漸下降。但幸好Mark的性格甚為樂觀及積極，雖然癌症出現的徵狀令他偶有不適感覺，但他不想重複「化療、沒心機吃東西、再消瘦」這個惡性循環的死胡同，因此決定要調整心態，以「念力」積極面對。Mark相信，只要他不放棄自己，癌症便不能把他打垮！

首先，他堅持要重拾吃牛扒的樂趣，他的妻子，為了令他增進食慾，也會特意陪Mark到他以往喜愛的餐廳或扒房一起享用牛扒晚餐。原來牛扒的蛋白質極其豐富，不知是心理因素還是營養充足的緣故，不出數星期，Mark對化療的不良反應也好像逐漸減少，胃口及體力也慢慢地恢復，使他能跳出化療所帶來的惡性循環，不久後他更可出外旅行！

Mark運用了「無邊」的念力，為自己勇敢面對癌症，以積極的態度「與癌共存」！大家面對困難時可曾想過，你也可如Mark一般好好地運用自己的「念力」，重拾食慾！

真正的財富

Derek是一位年青有為的基金經理，現職於一間大型國際基金公司，負責投資數以億計的基金項目。繁忙的工作，令他不但缺乏運動，飲食習慣也多以快餐填肚為主，當然，談到大小便習慣，對他來說是「可免則免」，在瞬息萬變的金融世界，一分鐘市況已可完全逆轉，因此最緊要是能節省時間，緊貼市場脈搏。Derek自恃年輕，只有三十多歲出頭，心想：「現在不拚搏，那時候才搏？更何況以現在的市況，簡直是賺錢的黃金時間，健康的問題，也理不得這麼多了。」

Derek萬萬也想不到，平日在市場內呼風喚雨的他，竟賠上了自己的健康。由於太忙的關係，Derek沒意識到自己原來已有兩個星期沒有排大便，與以往一星期總有兩三次的習慣不同了。他起初還不以為意，以為只是工作壓力大的關係而已。一天，他如常地大清早便回到公司，感覺有些便意，便先作「解決」。但今早排便的感覺有點異樣，好像有些濕潤的黏液及液體一同排出來似的，Derek回頭往廁內一望，發現大便中帶有些血絲。他開始有點擔心起來，想起自己與哥哥也曾患大腸瘜肉，便不得已地請了一天病假，在醫生安排下進行大腸鏡檢查。

這幾天的股票起伏很大，Derek如黏在椅子上似的，一步也不敢離開。他竟也忘記了自己要回診所看報告！在市場最緊張的一刻，Derek的電話聆聲響起，來電顯示是診所的電話號碼。「葉先生，從報告顯示，你已患了腸癌二期末，我們建議你盡快做手術……」往後醫生的說話，Derek也聽不進去，電腦畫面上不停轉動的股票數字，也愈來愈模糊了……腸癌近年已攀升為本港癌症第二大殺手。由於高脂肪的飲食愈趨普遍，因此估計未來更可超越肺癌成為頭號殺手。如癌細胞仍在早期，只用外科手術就可能治癒。一般來說，腸癌病人在接受手術後，再使用化療，是為了降低癌細胞復發或擴散的可能性。

醫生向Derek解釋說，腫瘤雖未擴散至淋巴，但他的病情較一般腸癌二期病人嚴重，因為腫瘤已開始擴散至附近的膀胱，而且手術割除的淋巴結太少，不能確定有否出現淋巴轉移。近年醫學界已有研究顯示，某些高危的腸癌二期病人如Derek的情況，若能及早接受術後輔助化療，復發的風險能相對減低三分之一至一半。

Derek想到自己還那麼年輕，於是聽取醫生的建議，接受了新一代化療藥草酸鉑的療程，期間雖然出現了肢體輕微麻痺的情形，但卻沒有噁心或嘔吐等副作用，使他在六個月的療程中，大部份時間仍能如常上班。

但今天的Derek已明白到，無論怎樣也好，「健康才是真正的財富」！

夢想成真(一)人間有情

世間上不幸的事，可以接踵而來，但只要懷有希望，總會看到曙光。作為醫護人員，如能在崗位上為病人多行一步，可以令這世界變得更美好。

第一次見到陳先生時，他已瘦骨嶙峋，樣子十分憔悴。細問之下，原來他大便出血已有一段時間。由於要為口奔馳，又要照顧患了末期肺癌的老爸及只有五歲大的小兒子，莫說是看醫生，根本連休息的時間也欠奉，又怎會在意自己的身體狀況？

從事地盤工作的他，一天早上起來，發覺肚子異常地脹痛，本來還打算硬着頭皮上班，可是腹痛的感覺愈來愈嚴重，最後更不支暈倒。送進醫院時，醫生發覺他的腸出現嚴重阻塞，經過詳細檢查後，證實是腸內的癌腫瘤所致，更不幸的是，腸癌已出現擴散，病情已達末期階段。

陳先生聽到這消息後，不禁悲從中來。一方面老爸已患有末期肺癌，已教他不勝負荷，另一方面兒子年紀還那麼小，太太又因雙程証問題未能時常在港幫忙照顧，想起這些「後顧之憂」，堂堂男子漢的陳先生，也不禁淚如泉湧，好像快要崩潰下來……

不管是醫護人員，或是一個素未謀面的人，看到陳先生的情況，也會感覺於心不忍。因此只要稍為可令陳先生好過一點，我們病房的醫生護士也希望盡一分力幫助他。經過院方的安排，我們終可安排陳先生的床位在陳伯的旁邊，使他可近距離照顧爸爸，互相照應，減少陳先生擔心爸爸的心理負擔。陳小朋友每次來探望爸爸及爺爺時，總是精靈活潑，很是討人喜愛！陳先生十分感激院方的安排，因此叫小兒子用小嘴親親病房內的「哥哥姐姐」，引得大家哄堂大笑！那天是我接觸陳先生以來，第一次看到他展現笑容。

一天，我巡房經過陳先生的床位時，看到他眼神空洞地望着天花板，便主動與他交談。陳先生告訴我，雖然妻子也趕及在他入院前來到香港照顧小兒子的日常生活，但始終可以居留的時間有限。眼看自己的病情日漸轉差，他確實感到十分擔心，如自己突然離去，小兒子就會沒人照顧，那怎麼辦呢？他越是想到兒子的將來，心裏便越是焦急！陳先生以顫抖的聲音向我説，他知道自己在世的日子不會很久，但他最後的願望是可以申請到內地的妻子長期留在香港，照顧小兒子及老爸，他才會去得「安樂」。

聽到陳先生的「願望」，病房的醫生護士也希望盡力為他「成真」。想到可以嘗試寫信到入境事務處要求酌情權，讓陳太可以留港照顧家人，我們便盡力一試！

這天，陳先生和我們熱切期待的回覆信終於到來，陳太最終可來港與丈夫兒子團聚了！聽到消息後，不論是病房內的醫護人員及陳先生鄰床的病友，也不禁開心得歡呼起來。

人間有情、夢想成真，原來不是遙不可及。

夢想成真(二)病房內飲新抱茶

豁達圓融

婚禮相信大家也參加過不少，但最令我難忘的，是數年前在醫院舉行的一個婚禮。

王太太是一位十分慈祥的長者，由於丈夫因病早已離世，因此三十多年來，她一直要獨力照顧一對兒女。儘管艱苦的歲月在王太太的臉上留下痕跡，她也樂觀地面對、心裏只希望子女能成才便已足夠。

王太太的大兒子Richard現在已三十多歲，任職財經界高層，女兒Christine則剛剛從外國完成碩士學位回港。看到子女各有所成，本來王太太已可放下心頭大石，但她卻十分希望看到子女快點成家立室，再生幾個精靈的孫兒，那麼她便能真正的安心下來了。

Richard每次聽到母親的催促，也不以為然。他總會向母親說：「媽媽，我的工作十分忙碌呢！現在的市道活躍，是事業衝刺的黃金期，結婚這事還是容後再說吧！」

這幾個月來，王太太發覺自己的肚子總是脹脹的，偶爾還有一些腹痛、食慾不振及尿頻的情況。初時王太太並沒有特別理會、以為只是年紀大引發的老人病而已。

後來腹脹痛的問題持續了個多兩個月，她便把情況告訴女兒。女兒立刻帶她到住所對面的家庭醫生求診，後來更轉介到專科醫生處進行詳細檢查。誰知道報告的結果是王太太已患了末期卵巢癌，癌細胞於數個月內已擴散至腹腔及盆腔其他地方去，最多可能只餘下一年多的壽命。Richard 及妹妹聽到後十分緊張，為母親想盡任何方法，不論是西醫、中醫，或是另類療法，也要試一試。可是，由於癌症發現得太遲的關係，王太太的病情急轉直下，沒多久便要送院留醫。

王太太躺在病床上，已瘦弱得令人心酸，Richard 及妹妹在她旁邊忍不住地不停哭泣，想到自己還未能好好報答母親的養育之恩，心裏便愈加難過。王太太慈祥地看着一對兒女，說道：「孩子，你不用擔心我，人始終也有一死，但令我最不能放下的，便是未能參加你們的婚禮，親眼看着你們成家立室，那是一生中感到最遺憾的事！」

Richard聽着母親的最後心願，只要可令她稍為安慰一點的，他也願意去做。他立即與女朋友商量，並得到她的全力支持，決定在最短的時間內安排婚禮。可是，王太太的情況並不可離開醫院，那該怎麼辦呢？

病房內的醫生護士得悉情況，便特地與Richard及Christine一同合作，利用了一晚時間便把一間行政用的房間佈置成中式行禮的模樣，還貼了一個很大的「囍」字在牆上。儘管王太太坐起來也有困難，但她堅持要裝扮自己，還着女兒幫她換上漂亮的旗袍，讓她可喝一杯夢寐以求的新抱茶。王太太向兒子及新抱說：「你們以後無論生老病死，也要相親相愛，記緊要生一個肥肥白白的孩子呀！」參加這個婚禮的親友、醫護人員及其他病友，無不感觸落淚。

王太太完成了最後的心願，兩天後，她安詳地與世長辭。Richard十分感謝醫院的幫忙，後來還帶了活潑的寶寶來探望我們呢！

夢想成真(三)望女成才

May是典型的家庭主婦，丈夫Peter負責主外，她則負責處理家中大小事務，包括日常家務及照顧剛滿七歲的女兒。由於女兒進了一所功課十分繁重的小學，每天也要做接近十項家課，每隔幾個星期便要默書測驗。為了令女兒的成績好一點，May不但花大部份時間親自教導女兒的功課，也安排了各樣課外活動幫助女兒「增值」。

在酒樓當部長的Peter，雖然望「女」成才的心也是同樣殷切，但由於工作時間太長，因此教導女兒的責任便要依賴太太一力承擔。

最近，May發現乳頭有些不明的分泌物流出，且在右邊乳房靠近腋下位置好像有些輕微隆起的腫塊。Peter不敢怠慢，立即請了一天假，陪太太去看醫生。May進行了乳房X光造影檢驗（mammogram），報告顯示她患了第三期乳癌，且有擴散迹象。

May與Peter 被這突如其來的消息嚇呆，頓時感到不知所措！Peter 愛妻心切，當然希望太太能及早進行治療及爭取多些機會休息，不用操心家務的問題。但另一方面他們只屬小康之家，並沒有多餘的金錢聘請家務助理。然而，最令May擔心的，竟然不是自己的健康，反而是小女兒的學業問題，難道她一直在女兒所花的心血都要枉費？

在化療初期，May的身體雖然較虛弱，有些時候也會出現嘔吐的情況，但她堅持每晚要為女兒補習二至三小時。可能由於患病初期休息不足及過於精神緊張，May終於支持不住，暈倒在家中。

經過這一次後，Peter決定不再讓太太操勞，自己在放工後再與女兒溫習功課。但始終要同時兼顧工作、照顧太太及女兒不是一件容易的事，Peter本來肥胖的身型，也在數月間消瘦起來。

一天，Peter陪伴太太到醫生處覆診，醫生見到他憔悴的樣子，不禁嚇了一跳。細問之下，醫生才瞭解到Peter的困境。Peter告訴醫生他很希望女兒可以進一所以活動教學為本的小學，功課量並不像傳統學校那麼多，讓學生有較多空間參加活動，發揮興趣。Peter請求醫生寫信幫忙女兒轉校，這可能是一個緩衝方法，令自己可騰出更多時間照顧太太之餘，也可減低他們因要照顧女兒學業所產生的壓力。

醫生還親自為Peter寫了一封信到學校，解釋了May患病的情況及他們一家面對的困難，希望學校可作出特別的安排。

上天不負有心人，Peter的女兒終可轉到新校就讀。看到小女兒十分喜歡到新校上學，以及變得愈加獨立，Peter與May也感到十分安慰。

今天醫生回到診症室，看到桌上一張很美麗的兒童繪畫，署名是Peter一家人，醫生不禁發出會心微笑。

為自己辦告別禮

不知大家有否看過一本名為《與Morrie星期二的約會》(Tuesday with Morrie)的書。故事中的主角Morrie，是一位患了重病的大學教授。雖然餘下的生命有限，但他非但沒有因為自己快將要離去而感到沮喪，反而把握時間，把自己所識的一切，與身邊人分享。每逢星期二，他也會約定親人、好朋友，學生，以及其他病人及有興趣的人士聚會，以專題形式討論生命的意義，並分享自己患病後的反思與體驗。就是這樣，Morrie 在離去之前，不但可與所有的親友會面，亦將所思所想，以甚具意義的方式，留給身邊的人。這本書出版後極受歡迎，現聽聞已翻譯成超過十多種語言。Morrie要「活得精彩」的精神，對不少看過此書的人起了十分大的鼓舞作用！

雖然《與Morrie星期二的約會》只是一本小説，但現實中卻有不少像Morrie一般的真實病人故事。Mark便是其中一例。

初見Mark，已覺得他是一個朝氣勃勃的年輕人，臉上永遠掛着如陽光般燦爛的笑容，再加上健談的性格，令他好友遍天下。可是在四十二歲那一年，Mark發覺自己大便的習慣突然改變，不久後排便時更有出血的情況，經醫生檢查後，發現他的大腸除長了很多瘜肉外，更長有腫瘤，是患上了遺傳性的腸癌，屬腸癌末期。

Mark的反應比一般病人出奇地平靜，他從醫生處得知自己還有約一年多的生命後，便決定要在這段自己尚在人世的時間內，與所有摯愛的親友見面，不要在死去時才在棺木內與他們說再見。他更開始構思籌備自己的告別禮，與家人交代自己身後事的安排，為迎接死亡做足準備。

Mark自製了一張精美的電子邀請卡，封面上以「請來參加我的告別禮」為題，內文簡單地交代了自己患癌的經過，以及餘下的心願——「各位好友，我快將要與你們道別，但我懷念每一刻與大家共度的時光。我希望在離去之前，能再一次與你們促膝而談。我不願在棺木內看見你們為我流淚，而是歡欣地為我送別，因為認識了你們，我已不枉此生！」

Mark還細心地整理好一個郵寄清單，核對多次沒有遺留任何名字後，再發送給世界各地的好友。

大家在收到Mark的邀請咭後，反應十分熱烈，每天都有不同的朋友相約Mark見面，近半年的行程表已爆滿。有些定居外國的朋友，更以視像電話與Mark在病榻中交談，大家也把握「最後」機會，回顧相識以來的點滴，甚至道出埋藏多年的心底話。

在Mark將要離世的一個星期，各地的朋友特別為他舉辦了一個告別禮。縱然不少參加者也忍不住流淚，但Mark還是懷着感恩的心，利用了此機會向親友道別，更反過來安慰大家不要傷心。Mark更一一地聽取了親友對他的祝福，場面十分溫馨感人。幾天後，Mark安詳地離世，沒有帶一點遺憾……

回鄉祭祖

一

談起「返鄉下」，年輕一代可能會沒有甚麼特別感覺，但對於一些長者來說，「返鄉下」卻可能是一件非常重要的事。有一本書籍名為《1000 Places To See Before You Die》（意謂死前一定要去的1000個地方），對於何伯來說，死前一定要去的地方，便是自己的鄉下。

年屆七十歲的何伯，年少時由於要負起家庭的重擔，面對工作的沉重壓力，每天也至少要抽一至兩包煙才可把壓力紓減。何伯將自己全部時間投入他經營幾十年的粥麵檔，幾十年如一日，每天未天光便開工至深夜。一年前何伯決定退休，希望過點悠閒的生活。

思想開通的他，一天晚飯後向子女說：「老爸年紀不輕了，雖然現在日日做運動，但身體還是有捱不住的一天。老爸上月已買了塊山地，那裏景色優美，背山面海。如老爸有甚麼事，你們也不必為了我的身後事而憂心，我已安排妥當了。但唯獨還有一件事情令我放不下，那便是我離開了鄉下開平五十多年，已很久沒有回家拜祭父母，我真的希望可在有生之年返回鄉下一趟。」由於工作繁忙，子女聽到老父的心願，也只好「記錄在案」，未能即時抽空陪伴。

不久後，何伯出現咳血的情況。可能是由於過往吸煙實在太多的關係，醫生終於證實何伯是患上了肺癌。幸好還發現得早，而何伯的身體狀況也容許他接受肺癌微創手術割除腫瘤及化療療程。何伯的康復進度理想，他向子女說：「原來在生命危急的關頭，我才發覺自己是那麼的想念家鄉。」今次，子女聽到老父的願望後不敢怠慢，二話不說便立即一起請假幾天，陪老爸返鄉下開平，以償他的心願。

何伯回到離開了五十多年的開平，心情感到異常興奮，還一口氣探望了聚居在村裏的親友，晚上更在祠堂裏安排了幾圍酒席，與親友一起吃飯，閒話家常。他回到昔日居住的房子，並發現房間裏還擺放着他孩童時的玩具，且保存得十分妥當，令何伯頓時勾起了無數美好的童年回憶。

翌日，親友帶何伯四處遊覽蛻變中的開平市。那些在兒時與童伴一起玩捉迷藏的好地方—碉樓，因具有獨特的歷史價值而剛被列為「世界文化遺產」之一。在旅程將要結束的前一天，何伯與一眾親友，預備了許多不同的祭品，齊集在父母的靈位前一起進行拜祭。子女還特意安排親友與老爸在祠堂前拍了第一張全家福，以償何伯多年的心願。

在這次旅程中，子女從來未見過老爸笑得那樣開心，他們只好暗自責備自己，為何不在老爸身體健康時帶他回鄉下，要等到他患病時才懂得珍惜機會？

我對佛說

豁達圓融

從前，有一個賢人遇到了佛祖的故事……

賢人對佛說：「讓我所有的家人及朋友永遠健康快樂！」

佛說：「只能四天！」

賢人說：「好，春天、夏天、秋天、冬天。」

佛說：「三天。」

賢人說：「好，昨天、今天、明天。」

佛說：「不行，兩天。」

賢人說：「好，白天、黑天。」

佛說：「不行，就一天！」

賢人說：「好！」

佛茫然問到：「哪一天？」

賢人說：「在我所有家人及朋友活着的每一天！」

佛哭了……說：「以後你所有的家人及朋友將天天健康快樂！」

事實上，不少人也會像故事的主人翁一樣，希望自己摯愛的家人及朋友永遠生活得健康快樂。對癌症病人及親人來說，這願望來得更為殷切。但回到現實世界，無論是癌症患者本身，或是從醫生處得知家人患癌的親屬，要接受這「殘酷的現實」，已絕不是一件容易的事，如還要將這壞消息告知對方，更要多一份勇氣。

在醫院及診所裏，要處理「殘酷的現實」的情況差不多每刻也在發生。在病人及親友之間，大家出於好意及為了不想對方受到打擊，每每悄然隱瞞患癌的真相，最終的效果各有不同，但相同的是，大家也為了努力隱瞞事實而「勞心勞力」，有可能因此而錯過了坦誠相處的珍貴時刻，有些病人及家屬更因為這樣，可能連最終、最重要的心底說話，也無法告知對方。

接着下來這幾篇故事，大家看完後可能會明瞭，原來真誠的溝通，比互相隱瞞來得更有效，結果更為美滿！

我要活下去

這是一個發生在十多年前的一個病人故事。那時候，化療及輔助藥物如止嘔藥並不像現在般發展進步，而大部份病人對氣功治療也認識不多……

約四十歲的Simon一向是乙型肝炎帶菌者，但他發現自己患上肝癌，是源於一次右肩痛而起。其實在此之前，Simon已有好一段時間，不時感到食慾不振，且無故地消瘦，後來更不時右上腹痛，接着便是右邊肩膊痛楚。他將情況告訴家庭醫生時，醫生發覺情況不尋常，於是便立即轉介他到專科醫生檢查，最終證實Simon原來是患上了晚期肝癌。

不少朋友知道眼白與皮膚呈黃色、胃口差及腹脹等是肝癌常見徵狀，可是另一種容易被忽略的病徵是右肩疼痛。當腫瘤令肝臟脹大時，會壓迫橫隔膜，而橫隔膜的神經正好接連着右肩的神經，因此不少肝癌患者病情較嚴重時，都會如Simon一樣，有右肩痛楚的問題，亦即所謂的牽連痛（referred pain）。

不幸地，Simon發現患上肝癌時，病情已屬晚期。四十歲出頭的他，是家庭經濟支柱，他擁有一間屬於自己的出版社，而小兒子則剛剛入讀幼稚園。自Simon證實患上肝癌後，太太為丈夫的病情擔心不已，但為了支持Simon，她惟有強忍淚水，盡力兼顧家庭及打理出版社的業務。

Simon很擔心自己沒有足夠時間安排公司業務及為太太預備好財務儲備之前，便要離開人世，因此他很着急地與醫生仔細商討治療的方案，只要能給他多一點時間及機會，也願意一試！可是由於Simon的病情較為嚴重，根據當時的醫學數據，存活期的中位數只約有四至五個月，儘管接受化療，也未必能大大延長Simon 的壽命。

一向積極的Simon，並沒有因此而沮喪，他與太太商量說：「既然醫生估計接受化療後的情況也不大樂觀，且有一定的不適反應，我打算不接受化療了。我記得患了肝癌的叔叔也是以氣功治療，加上服用中藥，也可活上好幾年，為了你們，我決定要試一試！」雖然太太對丈夫不接受化療的決定有點擔心，但看見Simon 如此堅決，也只好全力支持他！

懷着要活下去的決心，Simon 每天也定必準時練習氣功，再加上以中藥及食療調理身體，數星期後，精神已轉好，且可以回到出版社打理業務。如是者又過了幾個月，Simon 及太太也非常緊張，幸好最後也順利度過了「危險期」，還比預期中活多了年多的黃金時間。Simon 充份運用了「賺回來」的時間安排好公司事務，也妥善地為太太及兒子預留好生活的財務需要。

不少癌症病人如Simon一般，在西醫治療沒有顯著效用後，也會積極以中醫或另類療法如氣功進行治療，延續生命。事實上，只要不放棄，癌症患者也可創造生命奇蹟！

生命的抉擇

豁達圓融

強叔被證實患上晚期肺癌，至今已約有兩年時間，由於早期徵狀不明顯，他差不多到達病情較晚期時，才陸續出現長期咳嗽、咳血、氣促、胸痛、呼吸困難、體重及食慾下降等徵狀。除大大的影響了他的生活外，最重要的是令他「被迫」提早退休，繼而中斷了他的儲蓄計劃。

強叔年少時因為生活問題，儘管對讀書有濃厚興趣，但卻要停學來幫補家計。他一直將完成大學的心願，寄望在兩個女兒身上。幸好兩個女兒受到強叔的薰陶，也十分生性，學業成績一向不負強叔所望。她們一個希望將來能當藥劑師，另一個則希望可當老師。每當強叔想起有一天能在女兒大學的畢業典禮上一同拍照的情景，他也禁不住會心微笑，這又給了他動力，要努力工作儲夠錢，使女兒能順利完成大學。

當強叔證實患上晚期肺癌的那一刻開始，一切都來了一個大轉變。由於強叔已錯過了早期可進行手術的黃金時間，他只可接受化療及放療。起初病情尚且受到控制，但過了年多後，不少晚期肺癌的病徵令他常感到身體不適。公立醫院的醫生向他說最近有新的自費二線化療藥物，對延緩病情惡化有幫助，亦可紓緩肺癌徵狀，但醫生也清楚的告訴他，新藥治療也只能為他延長多幾個月的壽命。這兩年為了醫病，強叔已沒有工作，這令他感到十分躊躇，因為要支付新藥的費用，可能會令他耗了大部份積蓄。

太太及女兒了解父親的憂慮，特別召開了家庭會議，她們已達成共識，要以強叔的病為大前提，儘管這會影響學業及前途，兩個女兒也要爸爸先試試藥。強叔雖然是萬分不願意，但在太太及女兒多次勸告下，也只好照她們的意思去做。

強叔在服用新藥不久，病情的確有紓緩迹象，可是醫生卻感到奇怪，雖然強叔病情有好轉，但每次回來治療時卻總是愁眉苦臉的，且好像一次比一次不開心？醫生忍不住問強叔箇中因由。原來他的心中，每一次回來治療也代表要付藥費，那便意味着自己的積蓄愈來愈難以支付女兒的學費！為此，醫生特別與強叔的家人會面，再次解釋儘管試用新藥，強叔的情況也只能延長多幾個月的壽命，他們可選擇終止療程，或考慮以另類療法來治療。大家再召開家庭會議，儘管太太與女兒也感到不大願意，到後來還是尊重強叔的意願，終止了療程，這反而令強叔心情開朗起來，他還充分運用時間勤習氣功，每逢週末更與家人一起行山，歡愉地共度一起的時光。

事實上，不少晚期癌症患者也如強叔一樣，曾面對人生的重大抉擇。由於新藥費用較為昂貴，在公立醫院也需要自費，對病人的經濟構成沉重負擔。不時聽聞有些醫生甚至會建議病人以按樓或貸款來支付醫治晚期癌症的的費用，往往在病人離世後，這些債項便需未亡人繼續承擔。這個做法誠然值得商榷，事實上，晚期癌症患者及其家人，在平衡各方面的考慮後，終止治療有時候也可以是一個選擇。

姑婆屋

據說，順德婦女在清代以前，流傳一種「自梳」的習俗。一般來說，女子直至結婚才會把辮子梳起髻髻，而「自梳女」是自行將頭髮梳起成髻，表示不結婚。女性選擇自梳的主要原因，是源於對婚姻的不信任，或不想受婚姻束縛而作出的一種選擇。有說女性在家中「梳起」的傳統會對家人帶來不幸，「姑婆屋」的出現，就是一些「自梳女」或寡婦等獨身女性一同合資購買聚居的地方，而自梳的儀式也會在這裏進行。當然，現代人對「姑婆屋」的演繹，已不盡相同。由於女性的地位不斷提高，不少女強人也寧願做單身貴族，以獨居的方式享受生活。

好姐是照顧何家上下的好幫手，不經不覺，這位「梳起唔嫁」的女傭人，已服務何家逾四十年，現在好姐已退休幾年，並與她的姊妹一起住在新界一間「姑婆屋」。好姐可謂是一手「湊大」Annie 的幕後功臣，雖然現在Annie已三十多歲，但仍與好姐感情十分要好，她們每個月也會相約出來喝茶，維持緊密聯繫。在Annie的心目中，好姐的地位如家人一般親密。可能是父母在Annie年幼時常出外公幹的關係，她習慣每逢有煩惱，或一些女孩子的心事，便會與好姐傾訴。

現在，Annie已事業有成，是國際投資銀行的基金部主管，下屬人數逾100人，但較為可惜的是，她仍未找到合適的另一半。為此，好姐常像母親一般的叮囑她不要忽略人生大事，Annie每次回應時也說笑要與好姐一同購買一間「姑婆屋」，令她啼笑皆非！

幾個月前，好姐發現乳頭流出一些不明的分泌物，且觸摸到乳房好像有一些硬塊。如大部份長者一般，由於以為只是普通毛病，亦沒有足夠的學識知道這是患上乳癌的迹象，加上不想姊妹及工作忙碌的Annie操心，結果是延誤了幾個月的時間，Annie才知悉好姐的情況。在醫生診斷下，證實好姐的乳癌已轉移至骨及肺部，除了荷爾蒙療法外，醫生也建議加上標靶療法Herceptin，希望可盡量控制病情。

這突如其來的消息，令七十多歲的好姐感到十分憂心。Annie知道好姐的病情不輕，特別每星期向公司請假一天，陪好姐到醫院治療外，也四處搜尋氣功班，讓好姐接受另類治療。她也耐心地向好姐解釋她的情況，並在治療期間不斷的支持安慰她。幸好荷爾蒙療法及標靶療法沒有明顯的副作用，但她仍擔心自己的病會影響Annie的工作。

一天晚上，好姐向Annie說：「小姐，要妳為我這個老傭人這般操勞，我真的過意不去……」Annie聽後立即擁着她說：「好姐，妳千萬不要這麼想，妳一直這麼照顧我，現在就給我一個機會來照顧妳吧！」Annie還逗好姐說要買一間超級豪華的姑婆屋，來與她一起住呢！

人與人之間的感情有時候實在很微妙，雖然Annie與好姐並沒有血緣關係，但她們的感情，可能要比一對真正的母女來得更親密！

人生的園景設計

工作太久或雙眼疲倦的時候，大家也可能會放眼看看附近的植物，讓眼睛休息，也可藉此紓緩一下緊張的情緒。每天駕車到醫院工作，也會經過大大小小，但園景設計獨特的公園。其中一個印象特別深刻的，是在港島近紅隧口，位置在往跑馬地橋底附近的一個休憩公園。它雖然面積不算大，但從中卻可感受到園丁細密的心思。公園中種有不同的花卉，顏色鮮艷奪目，層次感強烈，在四周大廈林立的環境下，這裏卻生氣盎然，可謂是煩囂中的一片綠洲。

這些美麗的綠化環境，全靠一群園藝從業員細心經營，他們需要熟知植物品種的特性，以配合適當的生長環境，讓不同的花朵在一年四季也可燦爛地綻放。在外國及本地更有所謂園藝治療（Horticultural Therapy），目的是透過園藝活動，令參加者獲得如社交、情緒及創意方面等的好處，以及通過欣賞和接觸大自然的美麗和變化，認識花開花落皆有時，促進對待人生起落、成敗得失、意志的磨練及生死等範疇上抱正面積極的態度。

園藝設計考功夫，人生的「園景規劃」，又何嘗不是一門大學問？

Linda 在同儕中，一向被譽為是「甚有計劃」的人，小如每天早上起床後，她的日程表例必包括做運動，工作，與家人定時晚飯的環節。在整個人生的規劃上，她已按照自己的時間表，一步步考入大學、拍拖、結婚生子、考專業試及轉工等，一切都在她掌握之中。

Linda的生活健康，作息有時，但最近卻發生了一件令她十分意外的事。平日從不吸煙的她，近日跑步常感到氣喘，後來醫生證實她是患了非吸煙女士常見的肺腺癌，且病情已屬較晚期，由於已影響了附近的淋巴，因此不能進行手術切除腫瘤。這種因為上皮生長因子(EGFR)出現突變的癌症，一般在亞洲較年輕婦女中發生。醫生為Linda以化療合併同步化放療進行根治性的治療，療程為期大約半年。

這突如其來的癌病，對所有事也計劃得井井有條的Linda來說，可謂是重大打擊，「為何是我」這個問題，不停在她腦際間徘徊。幸好經過家人朋友的支持，Linda終於收拾心情，積極接受療程之外，也計劃好療程間的日程表，如在療程前她會先安排與朋友歡聚，使自己在更佳情緒及狀態下接受治療；在療程初段副作用如作悶及疲倦較明顯的時候，她會預先租一些喜愛的電影，在家中休息時觀看；到療程將近完成，Linda已回復每天做運動的習慣。

Linda決定在未來的下半生，必須更有計劃地完成自己的心願，她為自己撰寫了一張心願清單，包括當義工，學煮法國甜品及到地中海旅遊等，要以無悔的心態，精采地過每一天。

如《聖經》「傳道書」第3章所說，萬事皆有時，「生有時、死有時，栽種有時……醫治有時……哭有時、笑有時、哀慟有時、跳舞有時……懷抱有時……」。

事實上，我們也可像Linda一般，當自己人生的規劃師，為自己生命的每一刻，譜上美麗的園景，與親友分享。

知情的權利

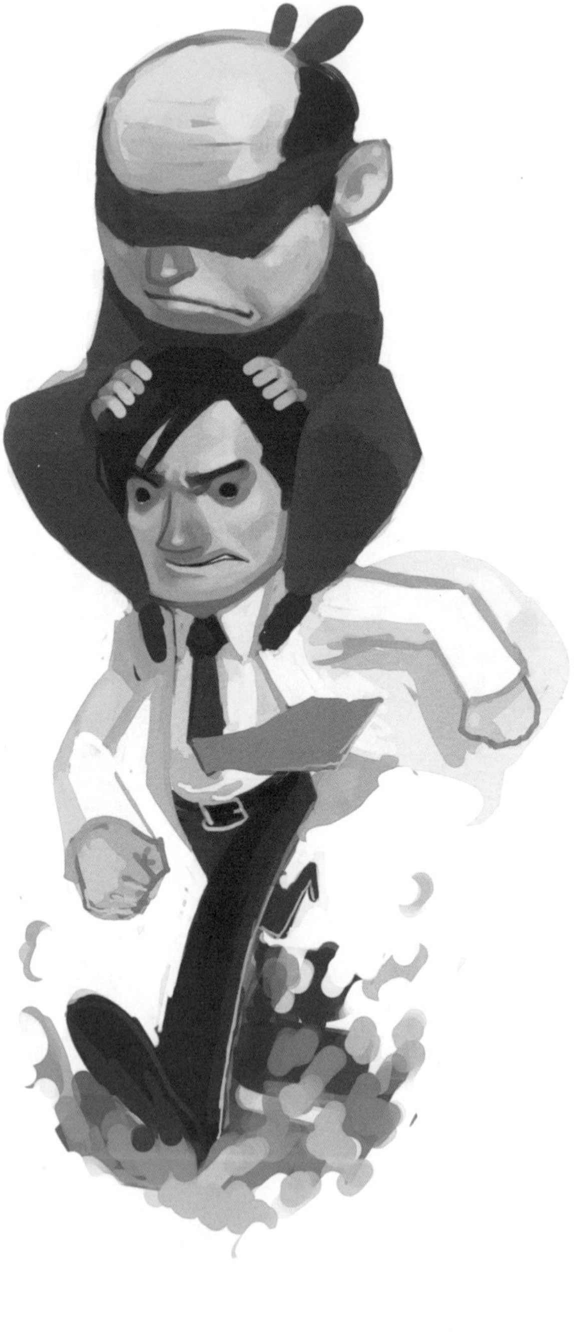

雖然現今醫學發展一日千里，但癌症在不少人的心目中，仍好像是不治之症。對一些病人來說，患癌就如同被判了死刑一般，診斷後就如等待死亡那一刻的到來，帶給患者莫名的恐懼感。

誠然，腫瘤科醫生的工作，便是要評估病人的病情，以最少副作用的治療，達至最佳控制腫瘤的成效。如病人能早期偵察到癌症，治癒的機會當然較高，但若不幸患者的病情已到了晚期，當中一項最為「棘手」的工作，便是要向病人或家屬「預告」生存的時間。醫學界常參考國際及本地癌症存活率的指標，包括「一年存活率」、「三年存活率」及「五年存活率」等。如病人或家屬問及「我還可以活多久？」醫生亦嘗試會以「存活中位數」來作解釋。

「存活中位數」並不是一個簡單的平均數，在統計學來說，便是將多位有相同病情的患者，將其存活期由短至長地排列出來，再取其中間的數字作為一個參考標準。換言之，有一半病人可活得比中位數較短，另一半則可活得比中位數較長。如醫生向病人說：「根據現今醫學統計，你的情況應該可活兩年」，正確的意思便是病人有一半機會在兩年內去世，亦有一半機會活多於兩年。

大家試想像，對於一個癌症病人來說，要面對患癌的事實已要付出一定的勇氣，若要向他宣告所餘下的生存時間，豈不是有點「殘忍」？再加上「存活中位數」只是一個參考數字，病人的年齡、身體狀況、醫學技術進步的程度，以及患者本身的抗癌意志等，也是影響他真正能活下來的關鍵因素，那麼，醫生究竟應如何在病人知情權及對其身心影響之間，作出最適切的選擇？

四十歲的Sharon，是城中的女強人，由於要發展事業，因此選擇了遲婚。婚後聽說越遲生育，胎兒有問題的風險便相對越大，與丈夫商量後，她計劃要快快生育，因此便約好了醫生，在懷孕前進行一次詳細的婦科檢查。

誰知道就在這一次檢查中，醫生發現Sharon患上了乳癌，且病情已屬晚期。「醫生，我還可活多久？我有時間為丈夫生小孩嗎？」Sharon急切地問。當醫生準備回答她的問題之際，Sharon又突然說：「醫生，你還是不要告訴我好了，我希望懷着生存的希望，讓我可以繼續支持下去。」

據醫學評估，Sharon的「存活中位數」可能只有二至三年，但事實是透過採用較進取的化療、手術後放射治療，荷爾蒙治療及標靶治療，Sharon大可有質素地活多七至八年的時間。倘若醫生當時平白地告訴她一般的「存活中位數」，又不加以闡釋，很有機會就此挫了她的抗癌意志。

病人有絕對的權利行使或拒絕行使知情權。當醫生行醫經驗愈來愈豐富時，便逐漸學會仍需觀察病人的心理狀態及接受程度，來決定如何分階段透露病情及解釋治療的成效，這對病人的知情權及整體利益之間，可達至較理想的平衡。

要戰勝癌症，先要戰勝自己

三十出頭的Elaine是一位任職銀行界的高級行政人員。她大學畢業後可謂一帆風順，除了找到自己喜歡的高薪厚職，也輕易考取多個專業資格，過着優質的中產生活。由於年輕的她已擁有「名與利」，久而久之，便以為所有事情也可在自己控制之內，包括自己的健康。

一天下班後，Elaine突然感到腹痛難耐。她起初還以為只是一般腸胃炎，但往後的幾天，情況並沒有改善。她終於忍不住要到醫生處進行檢查，結果醫生證實Elaine已患上卵巢癌，且癌細胞更擴散至腹腔。

想不到這患癌的消息，竟完完全全的打擊了平日在職場上如鐵娘子一般的Elaine。她剛剛結婚，因工作繁忙未有立即生小孩的打算，但卻偶有憧憬將來要生兩個小朋友，最好還是一男一女，湊成一個「好」字。當醫生建議她要切除卵巢及接受化療時，Elaine起初還是不能接受，語帶激動的問醫生：「醫生，我平日身體好端端的，為何會患上卵巢癌？我將來還希望可為丈夫生小朋友，可否讓我保留卵巢？」

醫生向Elaine解釋說卵巢癌是女性沉默的殺手，因為它的病徵並不明顯，不少女士也是在病發後期，才會感覺腹部脹滿，但可惜在那時或已錯過早期治療的最佳時機。事實上，卵巢癌是現時香港常見的婦女癌症之一，大部份患者年齡逾五十歲以上，但亦有年輕患者。卵巢癌的死亡率，於各種婦女癌症中排名第三，僅次於乳癌及子宮頸癌。現時醫學界對卵巢癌的成因，可說未有定

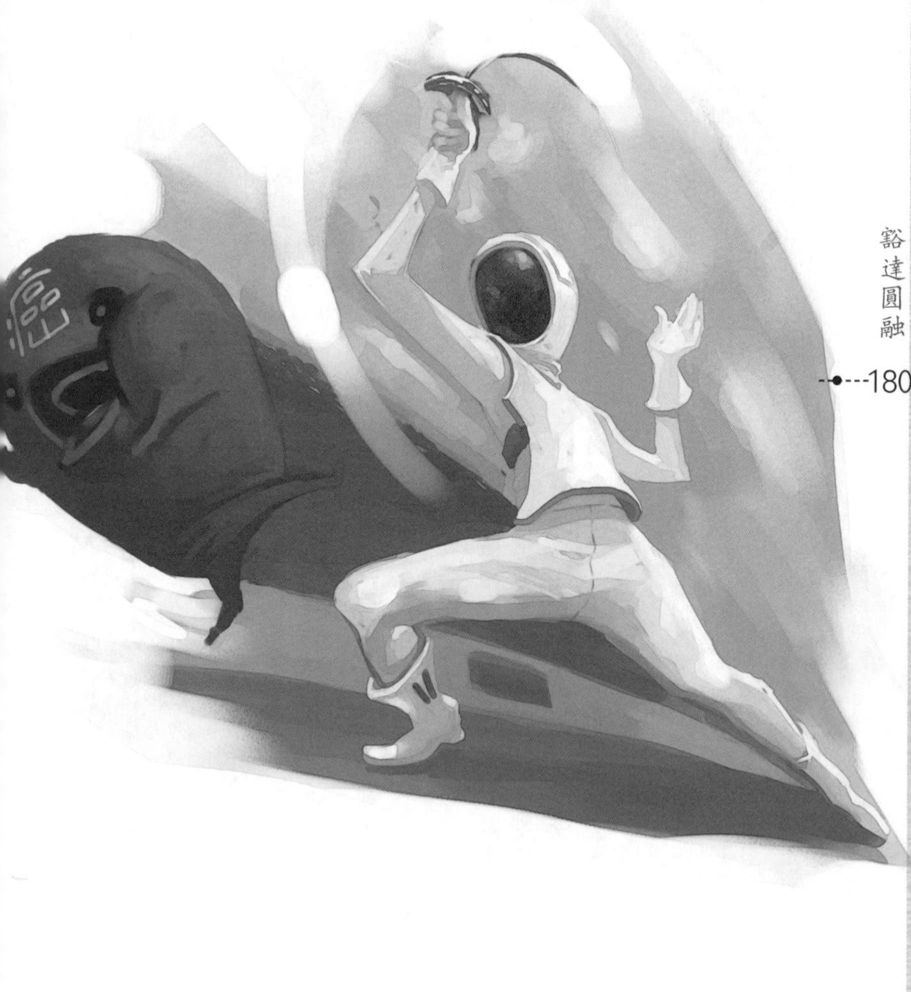

論，但與卵巢長期排卵有關，所以未有生育過的女性便屬於高危群。另外，不育、卵巢曾被過度刺激排卵的女士，以及家族中曾有人罹患卵巢癌，亦是高危因素。由於Elaine發現時病情已屬較後期，不進行手術可能會減低存活期。Elaine聽了醫生的講解後，只好無奈地接受現實，不久後進行了手術。

手術後的幾天，Elaine的情緒跌入了深淵之中，她頓然失去了安全感。一向為自己的前途鋪好路的她，突然發覺很多事不一定在自己掌握之內。過去她認為工作帶給自己很多滿足感，但現在卻需停止工作休養。Elaine困在消極的思想中，常常感到驚慌失措，又擔心化療的副作用影響外表，終抵受不住壓力，患上了抑鬱症，後來更連照顧自己日常的起居能力也大受影響。

Elaine的丈夫很擔心她，於是決定停職，陪她完成化療療程。香港癌症基金會在黃大仙下邨和中環中心設有癌協服務中心，提供免費輔導服務和解釋治療程序。香港癌症基金會現時也為多間分佈港九新界的區域性公立醫院臨床腫瘤部提供支援，成立癌症病人資源中心，為癌症病人及家屬提供各項輔導及資訊服務。醫生得悉Elaine的情況後，便建議Elaine的丈夫帶她到癌協服務中心找專業社工進行心理輔導。

Elaine在丈夫陪同下，定期到癌協服務中心接受心理輔導，她更參加了教會的活動。雖然這半年的化療療程令她脫髮和消瘦，但她已回復開朗，完成治療後更可重返工作崗位，令丈夫放下了心頭大石！

「要戰勝癌症，先要戰勝自己」，積極的心態對癌症病人的康復有莫大的幫助。一些經歷情緒低潮的病人，只要透過適當的心理輔導及家人的支持，也可重拾信心，共度難關！

癌症基金會
CANCERFUND

香港癌症基金會及組織網

香港癌症基金會

Hong Kong Cancer Fund
地址：香港中環荷李活道32號建業榮基中心25樓2501室
電話：3667-6300
傳真：3667-2100
電郵：public@hkcf.org
網址：http://www.cancer-fund.org

瑪麗醫院癌症中心
地址：香港瑪麗醫院癌症中心二樓
電話：2855-3900
傳真：2855-3901

屯門醫院癌症病人資源中心
地址：新界屯門青松觀道屯門醫院地庫臨床腫瘤科
電話：2468-5045
傳真：2455-7449

廣華醫院乳病中心
地址：九龍油麻地窩打老道25號廣華醫院南翼一樓
電話：3517-6107
傳真：3517-5240

東區尤德夫人那打素醫院
癌症病人資源中心
地址：香港柴灣樂民道3號專科大樓L1放射治療部
電話：2595-4165
傳真：2557-1005

伊利沙伯醫院癌症病人資源中心
地址：九龍加士居道三十號伊利沙伯醫院R座6樓603室
電話：2958-5393
傳真：2958-5392

威爾斯親王醫院癌症病人資源中心
地址：沙田銀城街30-32號威爾斯親王醫院包玉剛爵士癌症中心三樓
電話：2632-4030
傳真：2632-4557

綜合紓緩治療日間中心
地址：灣仔皇后大道東282號鄧肇堅醫院社區日間醫療中心地庫高層
電話：3553-3141
傳真：3575-3901

瑪嘉烈醫院癌症病人資源中心
地址：九龍荔枝角瑪嘉烈醫院路2-10號瑪嘉烈醫院H座二樓及三樓
電話：2990-2494
傳真：2990-2493

癌協服務中心

香港
地址：皇后大道中99號中環中心地下G03室
電話：3667-3000
傳真：3667-3100
電郵：canlinkcentral@hkcf.org

九龍
地址：黃大仙下邨龍昌樓C翼地下2-8號
電話：3656-0700
傳真：3656-0900
熱線：3656-0800
電郵：canlink@hkcf.org

CANSURVIVE（英語互助小組）
電話：3667-6300
傳真：3667-2100
熱線：2328-2202

書　　名：醫道
系　　列：健康寶庫系列
作　　者：岑信棠
出版總監：郭劍鋒
出版經理：謝美玉
責任編輯：何東緯
版面設計：Nel Chow
插　　圖：東周刊美術組
出　　版：星島出版有限公司
香港筲箕灣東旺道三號
星島新聞集團大廈六樓
業務查詢：(852) 3181 3607
電　　話：(852) 2798 2323
傳　　真：(852) 2707 4252
印　　刷：華輝印刷有限公司
香港發行：泛華發行代理有限公司
台灣發行：貿騰發賣股份有限公司
出版日期：二零零九年六月初版
定　　價：港幣四十八元正　新台幣二百元正
國際書號：978-962-672-743-0